Mats Mehrstedt

Ohne Angst zum Zahnarzt
Selbsthilfe bei Ängsten vor der Zahnbehandlung

SelbstHilfen

Weitere Titel aus dieser Reihe:

Ulrike Buchs-Quante
Voice Power – Erfolg durch die Stimme.

Jochen Haisch
Gesundheitsrisiken. Wege zur Bewältigung.

Rudolf A. Kaufmann
Ängste, Phobien und andere unnötige Lasten. Energiefeld-Therapie als Anleitung zur Selbsthilfe.

Rato-Garrit Klomsdorff
Hörsturz – und danach? Entstehung, Nachsorge, Vorbeugung.
Ein Ratgeber für Betroffene und Fachleute.

Martin Riester
Pflegebedürftig!? Was nun?
Ein Ratgeber für Pflegebedürftige, Angehörige und Helfer.

Dietmar Stock; Jochen Haisch; Stephanie Braun
Diabetes – neue Schritte zur Bewältigung.
Praktische Alltagshilfen für Typ-I- und Typ-II-Diabetiker.

Sven Tönnies
Entspannung, Suggestion, Hypnose. Praxisanleitung zur Selbsthilfe und Therapie.

Sven Tönnies
Leben mit Ohrgeräuschen. Selbsthilfe bei Tinnitus.

Sven Tönnies
Mentales Training für die geistig-seelische Fitness.
Ein praktischer Ratgeber für Erwachsene.

Mats Mehrstedt

Ohne Angst zum Zahnarzt

Selbsthilfe bei Ängsten vor der Zahnbehandlung

Ein unentbehrlicher Ratgeber für Patienten und Zahnärzte

Mit Illustrationen vom Autor

Asanger Verlag • Heidelberg, Kröning

Der Autor
Mats Mehrstedt, Jg. 1951; Studium der Zahnmedizin an der Universität Göteborg (Schweden); arbeitet seit 1979 als Zahnarzt in eigener Praxis (Zahnärztlichen Angst-Ambulanz Hamburg) und ist auf verhalternstherapeutische und interdisziplinäre Behandlung von Zahnbehandlungsängsten spezialisiert.
Adresse: Horner Landstraße 173, 22111 Hamburg
Tel. 040–6517324, Fax. 040–6551060
www.traumzahnarzt.de, www.zahnbehandlungsangst.de

Ein Titeldatensatz für diese Publikation ist bei
Der Deutschen Bibliothek erhältlich

Umschlaggestaltung:
Kerstin Schulmayer, eleveneyes · agentur für visuelle kommunikation
nach einem vom Autor gemalten Bild

Printed in Germany

ISBN 3-89334-386-5

Ich widme dieses Buch
meiner Frau Annakarin und unseren Kindern
Kristoffer, Sebastian und Sofia

Inhalt

"Die Zähne sind hart und fallen heraus,
die Zunge ist weich und bleibt drin"

(chinesisches Sprichwort)

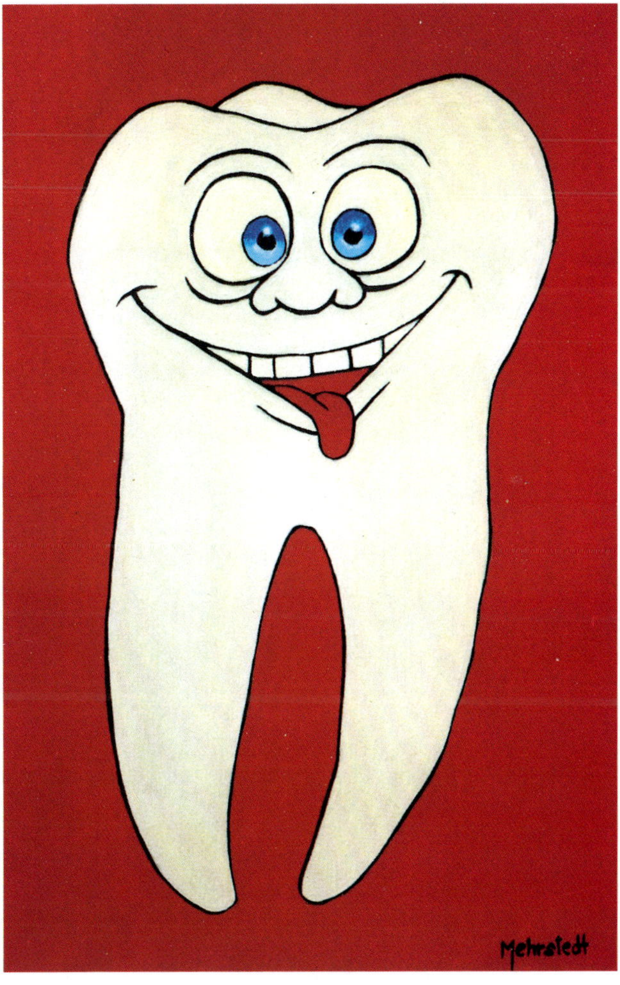

Vorwort

Obwohl die Zahngesundheit der Bevölkerung in Deutschland immer besser wird und die Zahnärzte mit immer moderneren Materialien und technischen Geräten ausgestattet werden, gibt es noch viele Menschen, die große Schwierigkeiten mit Zahnbehandlungen haben. Wahrscheinlich sind es hierzulande sogar zwischen 10 und 15 Millionen Menschen, die aufgrund von Ängsten notwendige Zahnbehandlungen so lange wie möglich vor sich her schieben. Viele halten auch extreme Zahnschmerzen aus und nehmen die fortschreitende Zerstörung der Zähne lieber hin, als zum Zahnarzt zu gehen.

Dies muß nicht sein.

Es gibt durchaus Möglichkeiten, mit den Ängsten vor der Zahnbehandlung fertig zu werden. Wenn Sie unter Zahnbehandlungsängsten leiden, bedeutet das noch lange nicht, daß es für immer und ewig so bleiben muß: Es gibt Möglichkeiten, sich davon zu befreien. Seit vielen Jahren arbeiten Forscher weltweit an diesem Problem, und sie haben viele nützliche Methoden entwickelt, um Ängste abzubauen.

Zahnärzte müssen aber auch dazulernen. Die Möglichkeiten, Zahnbehandlungen schmerzfrei durchzuführen sind seit über einem halben Jahrhundert vorhanden. Sie müssen nur eingesetzt werden. Was nützt die beste High-Tech, wenn die einfachsten psychologischen Kenntnisse nicht in der Grundausbildung der Zahnärzte vermittelt werden? Als zukünftiger Patient können Sie die Politiker beeinflussen, diesen Zustand zu verändern. Und Sie können, wenn Sie dieses Buch gelesen haben, auch Ihrem eigenen Zahnarzt hilfreiche Tips geben, wenn es nötig sein sollte.

In Deutschland war unsere „Zahnärztliche Angst-Ambulanz Hamburg" viele Jahre die einzige Einrichtung, die mit multidisziplinären, verhaltenstherapeutischen Ansätzen Patienten mit Zahnbehandlungsängsten behandelte. Wir haben inzwischen über 20 Jahre Erfahrung damit. Seit Oktober 2000 gibt es auch das „Therapiezentrum für Zahnbehandlungsängste" in Bochum. Darüber hinaus gibt es auch mehrere Zahnärzte in Deutschland, die sich für die Behandlung von ängstlichen Patienten interessieren. Einige davon sind Ärzte mit der Zusatzqualifikation „Psychotherapie", meist sind es Vertreter der psychoanalytischen Schule. Einige Krankenhäuser und Kieferchirurgen haben die Möglichkeit, Zahnbehandlungen – zumindest das Entfernen von Zähnen – unter Vollnarkose auszuführen.

Auf alle Menschen trifft zu: Wenn die Ängste zu stark werden, ist es oft sehr schwer, sich selbst zu helfen. Man benötigt in diesem Fall Unterstützung. Ich möchte Ihnen in diesem Buch die wichtigsten Methoden vorstellen und das, worum es geht, mit eigenen Illustrationen verdeutlichen.

Die Vergangenheit kann man nicht ändern, aber man kann die Zukunft gestalten. Es gibt viele freundliche Zahnärzte in Ihrer Umgebung. Mit den in diesem Buch vermittelten Kenntnissen werden Sie es schaffen, gemeinsam mit einem Zahnarzt oder einer Zahnärztin Ihrer Wahl Ihre Angst zu besiegen.

Ich wünsche Ihnen eine angstfreie Zukunft!

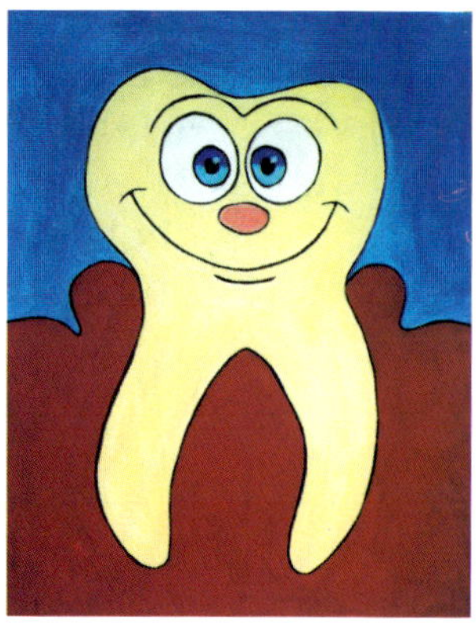

Mats Mehrstedt

Hamburg, im Januar 2002

Wie äußern sich Ihre Zahnbehandlungsängste?

Sie sind nicht alleine. Außer Ihnen gibt es noch viele andere Menschen, die mit Zahnbehandlungen Probleme haben. Die meisten Menschen – etwa 70% der Bevölkerung – empfinden den Besuch beim Zahnarzt als unangenehm. Befragungen in den Wartezimmern von deutschen Zahnärzten zeigen, daß mindestens 10% der Patienten unter sehr starken Zahnbehandlungsängsten leiden. Da aber die meisten Menschen mit

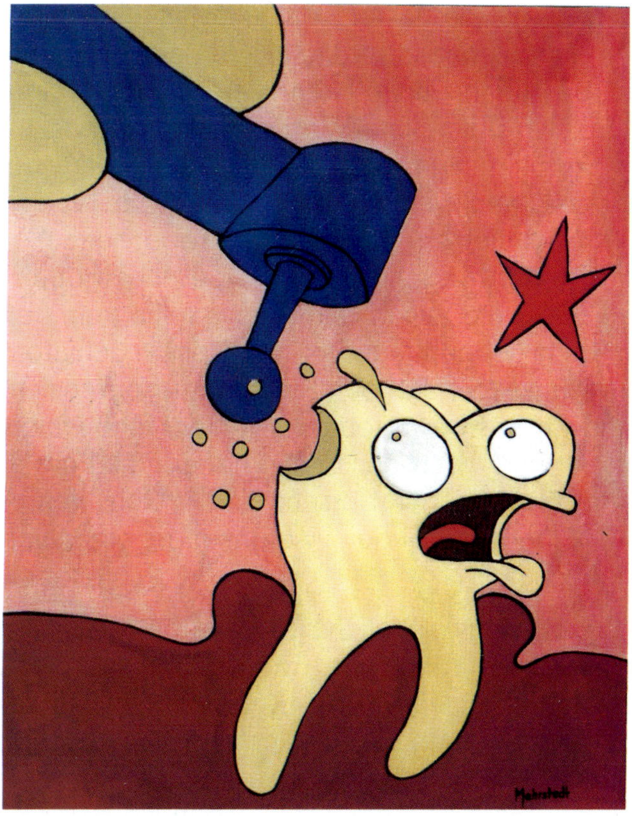

Zahnbehandlungsängsten dort nicht anzutreffen sind, muß man annehmen, daß die Zahl eigentlich höher ist. Wahrscheinlich sind in Deutschland 10 bis 15 Millionen Menschen von starken Zahnbehandlungsängsten betroffen.

Sie sind also nicht alleine, wenn Sie große Schwierigkeiten mit Zahnbehandlungen haben. Und das ist auch leicht nachzuvollziehen: Keinem normalen Menschen macht es Spaß, wenn fremde Leute die Finger in seinen Mund stecken, in seinem Mund herumstochern oder seine Zähne aufbohren. Es ist schlichtweg nicht angenehm! Das Befinden hängt aber auch immer davon ab, wie der Patient darüber denkt.

Allein der Gedanke an den Zahnarzt löst bei manchen Menschen eine derart große Angst aus, daß sie es nicht einmal schaffen, einen Zahnarzt anzurufen, um einen Termin zu vereinbaren. Das kommt Ihnen bekannt vor? Geht es Ihnen auch so, daß Sie sich beim Betrachten eines Werbespots für Zahnpasta so unwohl fühlen, daß Sie das Zimmer verlassen oder das Programm wechseln müssen? Ertragen Sie lieber die heftigsten Zahnschmerzen – sogar über Tage oder Wochen – statt zum Zahnarzt zu gehen? Und falls es Ihnen doch einmal gelungen sein sollte, einen Termin zu vereinbaren, haben Sie dann vielleicht schon lange vor dem Termin Schlafprobleme oder Schwierigkeiten, sich bei der Arbeit zu konzentrieren, weil Sie ständig an das bevorstehende schreckliche Ereignis denken müssen? Und wenn der Termin näher rückt, erweisen Sie sich dann vielleicht auch als sehr einfallsreich, wenn es darum geht, Gründe zu finden, warum man eigentlich doch nicht hingehen muß?

So ist es auch wahrscheinlich, daß Ihre Befürchtungen über den Zustand Ihrer Zähne und mögliche Behandlungsmaßnahmen stark übertrieben sind, wenn Sie längere Zeit nicht beim Zahnarzt gewesen sind. So schlimm, wie Sie befürchten, ist es vermutlich gar nicht. Auch wenn Sie Zähne haben sollten, die nicht mehr zu retten sind, haben Sie bestimmt noch viele Zähne, bei denen sich eine Behandlung lohnt. Die meisten Menschen, die viele Jahre nicht beim Zahnarzt waren, sind positiv überrascht wenn sie die erste Untersuchung hinter sich haben. Die Angst führt dazu, daß man den Behandlungsbedarf überschätzt.

Zahnbehandlungsängste führen bei vielen Menschen auch zu anderen gesundheitlichen Störungen: Reizmagen, Migräne, Schlaflosigkeit und Albträume können ihre Ursache in Zahnbehandlungsängsten haben. Wenn Sie häufig Zahnschmerzen haben oder die Zähne faulig-braun verfärbt oder sonstwie äußerlich unansehnlich sind, kann sich dies auch

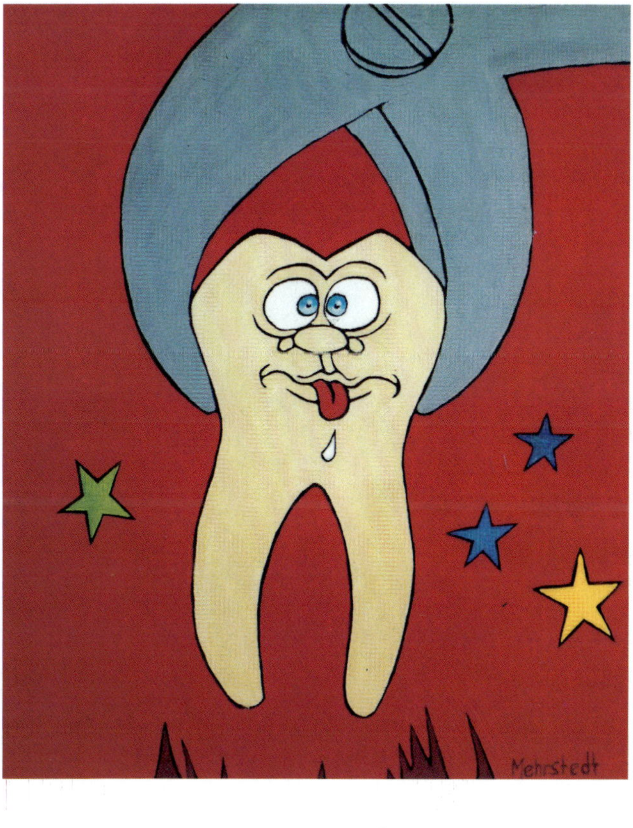

negativ auf Ihre sozialen Kontakte auswirken. Vielleicht wagen Sie es nicht, mit anderen Menschen essen zu gehen oder sich überhaupt in Gesellschaft von anderen zu zeigen, da Sie Angst davor haben, was wohl die anderen von jemandem denken oder sagen könnten, dessen Zähne so aussehen. Vielleicht muß man auch häufiger wegen Zahnschmerzen oder anderer Folgeerkrankungen krankgeschrieben werden, oder es wird sogar unmöglich, den Arbeitsplatz zu behalten.

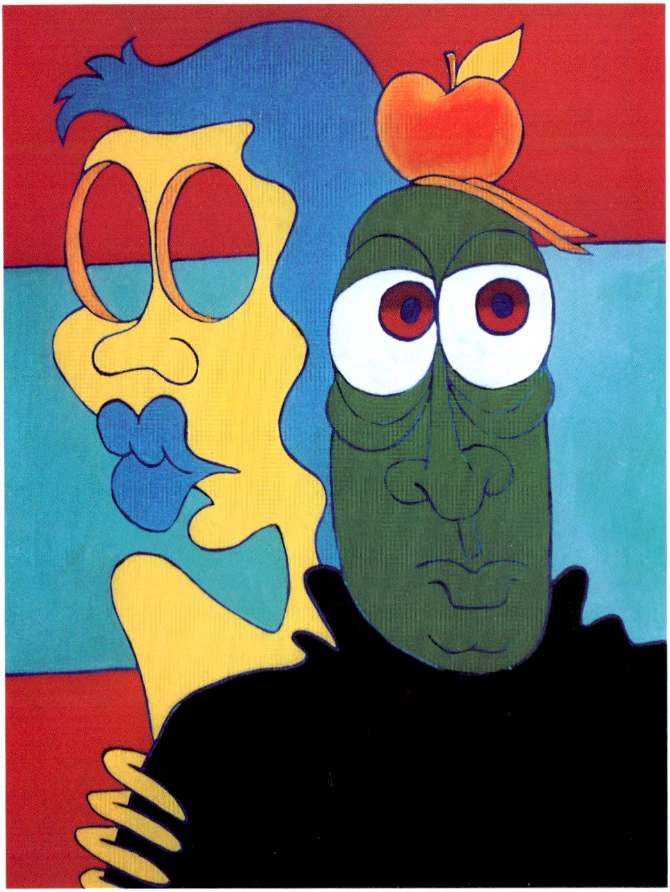

Wie sind Ihre Ängste entstanden?

Wenn Sie diese oder ähnliche Probleme haben – es muß nicht so bleiben: Sie können sich von Ihren Zahnbehandlungsängsten befreien oder lernen, sie zu kontrollieren. Zunächst ist es sinnvoll, über die Ursachen Ihrer Ängste nachzudenken. Die Angst vor Zahnbehandlungen, unter der viele Menschen leiden, hat nicht immer die gleichen Ursachen und äußert sich nicht bei jedem Menschen gleich. Ihre Persönlichkeit und Ihre Erfahrungen können der Grund dafür sein, daß

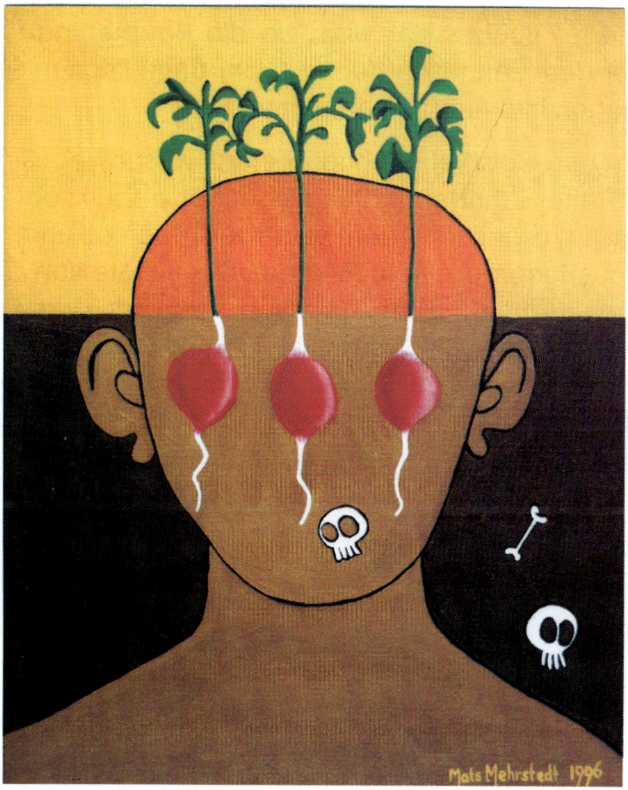

Sie gewisse Aspekte der Zahnbehandlung als wesentlich unangenehmer empfinden als andere Menschen, auch wenn diese in einer ähnlichen Situation sind.

Um Ihre Reaktionen auf Zahnbehandlungen verändern zu können, kann es nützlich sein, herauszufinden, wie die Probleme begonnen haben und welche Abschnitte der Zahnbehandlung für Sie besonders schwierig sind. Mit diesem Wissen wird es für Sie - und für Ihren Zahnarzt - leichter, die richtige Methode zu finden, um Ihre Ängste abzubauen.

Darum geht es in diesem Ratgeber! Wenn wir die möglichen Ursachen für ein Problem kennen, haben wir auch den Schlüssel für die Abhilfe in der Hand. Dies gilt auch für Ihre spezifische Angst vor der Zahnbehandlung. Wenn Ihnen beim Lesen dieses Buches klar wird, wo die Hauptgründe für Ihre Angst vor dem Zahnarztbesuch liegen, dann können Sie auch etwas gegen Ihre Angst unternehmen.

Es kann zum Beispiel wichtig sein zu wissen, ob Sie öfters schmerzhafte Zahnbehandlungen erlebt haben, ob Sie sich besonders ausgeliefert gefühlt haben oder ob ihre Ängste mehr auf „Horrorgeschichten" beruhen, die Sie von anderen Menschen gehört haben. Es kann auch für den Zahnarzt wichtig sein zu wissen, ob Sie neben den Zahnbehandlungsängsten eventuell auch andere psychologische Probleme haben oder gehabt haben.

Wie kann man Ängste vor der Zahnbehandlung bekämpfen?

Wenn man sich mit einem Problem auseinandersetzt, ist es nicht nur wichtig zu wissen, woher das Problem kommt, sondern auch, was man erreichen möchte. Vielleicht möchten Sie ja herausfinden, wie Sie sich Ihrem Zahnarzt gegenüber verhalten sollten und wie Sie Ihre Zähne richtig behandeln können. Idealerweise sollte es in Ihrem Interesse sein, so viele Ihrer Zähne zu erhalten wie möglich. Die Zähne sollten Ihnen

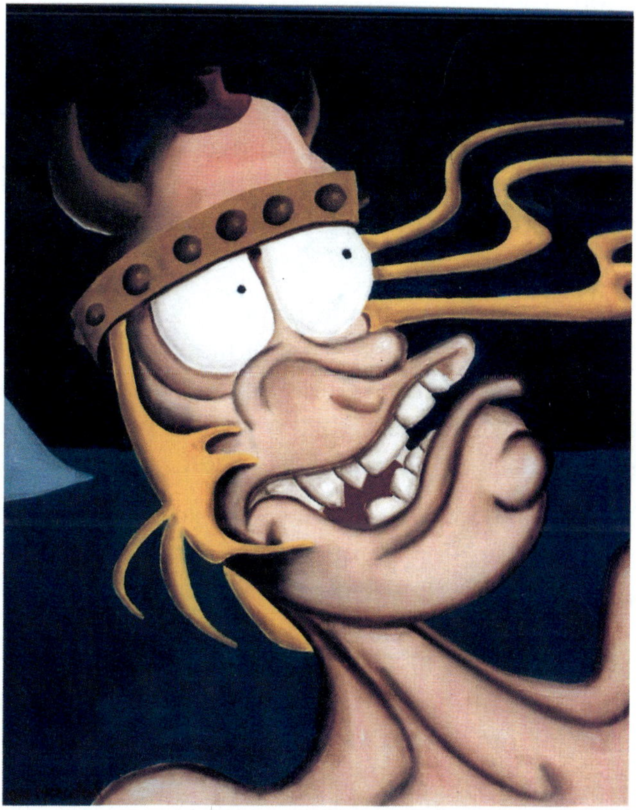

keine Schmerzen bereiten, sie sollten gut aussehen, wenn Sie lächeln, und es sollte Ihnen möglich sein, damit ohne irgendwelche Probleme alles zu essen, was Sie wollen. Einige Leute denken, wenn man alle Zähne entfernen und Prothesen tragen würde, wäre das die ideale Lösung. Für manche Menschen mag das ja zutreffen. Prothesenträger zu sein, ist jedoch nicht unbedingt eine Garantie dafür, daß man nie mehr Probleme mit den Zähnen oder mit Zahnärzten hat, und es ist mit Sicherheit keine Alternative, solange man noch Zähne hat, die gerettet werden können.

Ein generelles Ziel sollte darin bestehen, daß es Ihnen gelingt, regelmäßig zu den zahnärztlichen Vorsorgeuntersuchungen hinzugehen, zumindest ein- oder zweimal im Jahr, je nachdem was Ihr Zahnarzt für angebracht hält. Sie sollten in der Lage sein, dies zu tun, ohne nervös zu werden, ohne Schweißausbrüche zu bekommen und ohne schlaflose Nächte zu haben. In der Zahnarztpraxis sollten Sie imstande sein, sich sicher, selbstbewußt und ruhig zu verhalten: kein Herzrasen, keine unangenehmen Gedanken.

Bei der Zahnbehandlung selbst sollten Sie keine Schmerzen spüren. Sie sollten das Gefühl haben, daß Sie die Situation unter Kontrolle haben, und sich sicher genug fühlen, dem Zahnarzt Bescheid zu sagen, falls Ihrer Meinung nach irgendetwas unangenehm ist. Sie sollten darauf vertrauen können, daß der Zahnarzt Ihre Wünsche respektiert.

Das mag sich für Sie im Moment wie ein Märchen anhören, und vielleicht denken Sie auch, daß es da draußen keine Zahnärzte gibt, die diesen Anforderungen gerecht werden können. Ich bin jedoch überzeugt davon, daß eine große Mehrheit der Zahnärzte bereit und fähig ist, Ihnen bei Ihren Problemen beizustehen. Vielleicht müssen Sie einigen der Zahnärzte nur ein wenig dabei „helfen". Ich werde Ihnen Möglichkeiten zeigen, wie Sie lernen können, Ihre Ziele zu verwirklichen.

Wer leidet vor allem unter Angst vor der Zahnbehandlung?

Generell kann jeder von Zahnbehandlungsängsten betroffen sein. Eine Reihe negativer Erfahrungen beim Zahnarzt kann, besonders wenn die Erfahrungen in jungen Jahren gemacht wurden, bei jedem Menschen Zahnbehandlungsängste auslösen. Sehr robuste Menschen, die das Glück einer von Sicherheit und Unterstützung geprägten Kindheit hatten, können eine Behandlung durch einen unsensiblen Zahnarzt vielleicht eher überstehen, ohne psychischen Schaden – eine

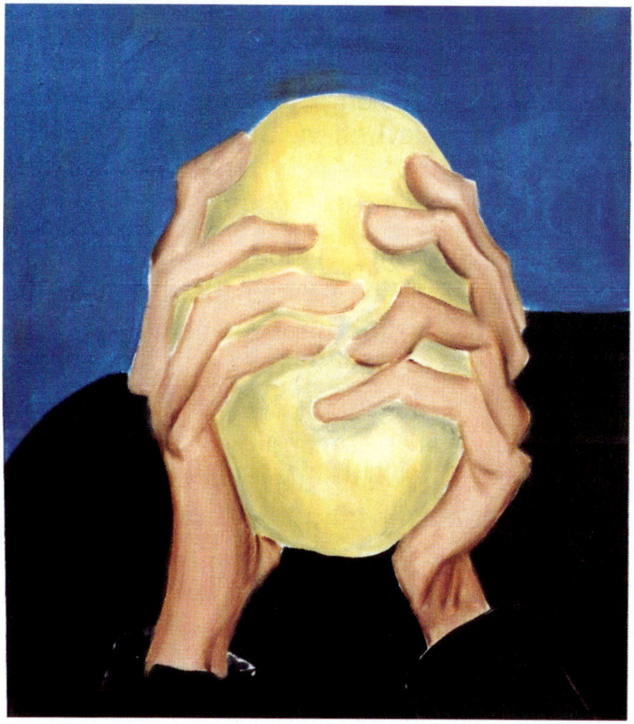

ausgeprägte Phobie vor dem Zahnarztbesuch – davonzutragen. Aber nicht alle Menschen haben dieses Glück. Natürlich gibt es viele Ausnahmen – es lassen sich aber einige besondere Merkmale von Menschen nennen, die besonders gefährdet sind, Zahnbehandlungsängste zu entwickeln.

Alter.– In der Regel handelt es sich bei Personen mit Zahnbehandlungsängsten um jüngere Menschen. Kinder haben häufig mehr Ängste als Erwachsene. Die meisten Erwachsenen, die unter Zahnbehandlungsängsten leiden, sind zwischen 20 und 40 Jahre alt. Meistens nehmen die Ängste mit zunehmendem Alter ab. Vielleicht liegt das daran, daß man mit wachsender Erfahrung lernt, besser mit Ängsten umzugehen. Vielleicht stehen bei diesen Menschen auch andere Probleme im Vordergrund, so daß die Zahnbehandlungsängste im Vergleich an Bedeutung verlieren. Sollte man im Alter die Zähne verlieren, bedeutet dies jedoch nicht automatisch, daß nun auch die Probleme mit den Zahnärzten verschwinden. Einige Menschen, die keine eigenen Zähne mehr haben, sind sogar der Meinung, daß sie danach noch mehr Zahnbehandlungsängste hatten. Das mag sich vielleicht unlogisch anhören, aber schließlich haben die meisten starken Ängste auch nur wenig mit Logik zu tun.

Geschlecht.– Es leiden mehr Frauen als Männer unter Zahnbehandlungsängsten. Frauen bilden die Mehrheit unter den Patienten mit einer Angstdiagnose. Einer der Gründe dafür könnte sein, daß Frauen Ängste eher als Männer zugeben. Männer neigen dazu, Ängste als Zeichen für Schwäche anzusehen, und verleugnen sie deshalb eher. Männer scheinen auch größere Schwierigkeiten als Frauen zu haben, ärztliche Hilfe bei Zahnbehandlungsängsten in Anspruch zu nehmen. Es ist auch bekannt, daß Frauen häufiger als Männer erfolgreich Therapien gegen Zahnbehandlungsängste machen. Männer neigen vermehrt dazu, die Behandlung abzubrechen, und „lösen" das Problem, indem sie ihm ausweichen. Forschungsergebnisse beweisen auch, daß Männer bei Angstuntersuchungen häufig die Unwahrheit sagen. In einer Untersuchung beispielsweise zeigte eine Gruppe von Männern nur wenig Angst, da sie glaubten, man könnte den Wahrheitsgehalt ihres Verhaltens nicht überprüfen. Als sie jedoch in einer zweiten Untersuchung mit einer Art Lügendetektor verbunden wurden und ihnen gesagt wurde, daß dieser Apparat ihre Ängste genau messen könnte, gaben sie nun an, wesentlich mehr Ängste zu spüren. Frauen sind auch aufgrund ihrer sozial benachteiligten Rolle besonderen Stressbelastungen ausgesetzt. Etwa jede vierte Frau hat Erfahrungen mit sexuellen Übergriffen; eine Tatsache, die manchmal dazu beitragen kann, daß Zahnbehandlungen besonders unerträglich

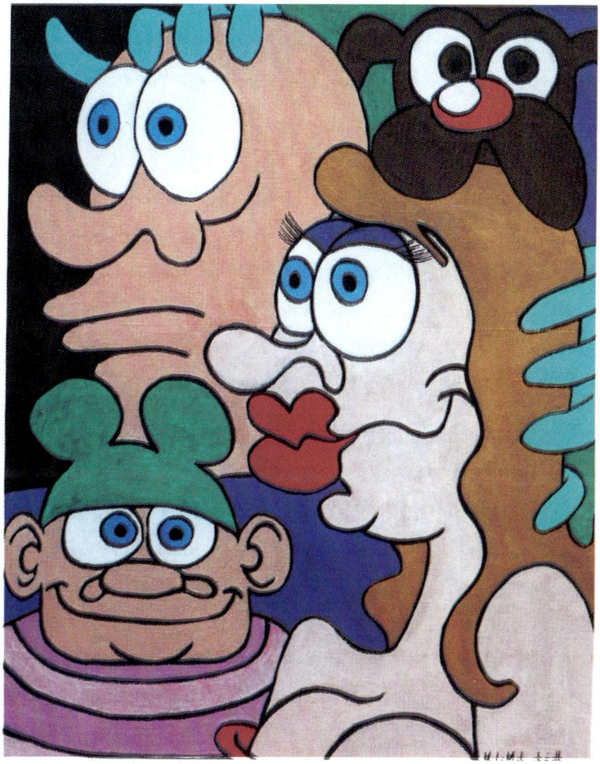

erscheinen. Weiterhin wäre aber auch vorstellbar, daß es beim Empfinden von Ängsten Geschlechtsunterschiede gibt, da dem männlichen Geschlechtshormon Testosteron ein gewisser angsthemmender Effekt zugeschrieben wird. Das zeigt aber auch, daß in diesem Bereich vieles noch nicht erforscht ist.

Alkohol und Drogen.– Menschen mit Zahnbehandlungsängsten konsumieren mehr Alkohol und Drogen. Im Durchschnitt ist der Verbrauch von Alkohol und Drogen bei Menschen mit Zahnbehandlungsängsten höher als in der Gesamtbevölkerung. Da Alkohol und die meisten Drogen benutzt werden können, um Ängste einzudämmen, dürfte dies keine Überraschung sein.

Status.– Menschen mit unterdurchschnittlichem Einkommen oder geringer Ausbildung leiden häufiger unter Zahnbehandlungsängsten. Es ist eigentlich selbstverständlich: Wer von Geburt an über Privilegien verfügt und ein leichteres Leben führt, ist besser dafür gerüstet, mit Problemen fertig zu werden, als jemand, der zum Beispiel unter wirtschaftlich schlechteren Bedingungen aufwächst. Wie nachgewiesen wurde, sind arme Menschen von praktisch allen Krankheiten härter als wohlhabendere Menschen betroffen. Dies trifft auch für Zahnbehandlungsängste zu.

Mundhygiene.– Menschen mit Zahnbehandlungsängsten sind meist bei der Mundhygiene „faul". Sie putzen sich im allgemeinen die Zähne seltener als andere. Würde man alle Menschen überzeugen können, ihre Zähne sauber zu halten, würden dann die Probleme mit den Zahnbehandlungsängsten vollständig verschwinden? Bis zu einem gewissen Punkt trifft dies zu, aber es gibt auch noch andere Faktoren, die dabei eine Rolle spielen. Viele Ängste haben ihre Ursache eher in unzulänglichen menschlichen Beziehungen als in der Zahnbehandlung selbst. Besonders sensible Menschen erleben Situationen noch als traumatisch, in denen andere sich vielleicht pudelwohl fühlen. Auch haben es Menschen mit niedrigem Einkommen – wie schon erwähnt – in allen Aspekten des Lebens schwerer als der Rest der Bevölkerung. Sie haben öfter ungesunde Zähne, leiden häufiger unter Zahnbehandlungsängsten und sind seltener beim Zahnarzt. Ihre Kinder sind in der Regel noch härter betroffen. Bisher scheint es sehr schwer für diese Gruppe von Menschen zu sein, gegenüber dem Rest der Bevölkerung aufzuholen. Der Abstand zu dieser Gruppe wird sogar größer; verantwortlich dafür ist ein Faktor, der von Politikern mit „Geldmangel" begründet wird.

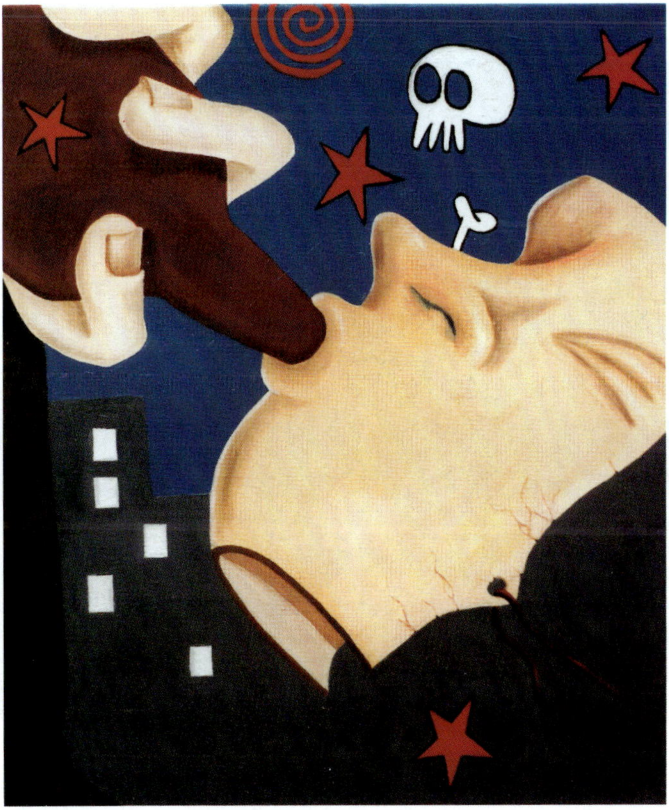

Nimmt Ihr Zahnarzt Ihre Ängste nicht ernst?

Viele Leute sagen zwar, daß Zahnbehandlungsängste ihre Ursache wahrscheinlich in schmerzhaften Zahnbehandlungen haben. Schmerzhafte Zahnbehandlungen sind ein wichtiger, doch nicht der häufigste Grund: Fragt man Menschen mit Zahnbehandlungsängsten nach ihren früheren Erfahrungen, so zeigt es sich, daß die häufigste Ursache dieser Ängste darin besteht, daß der Zahnarzt auf sie den Eindruck ge-

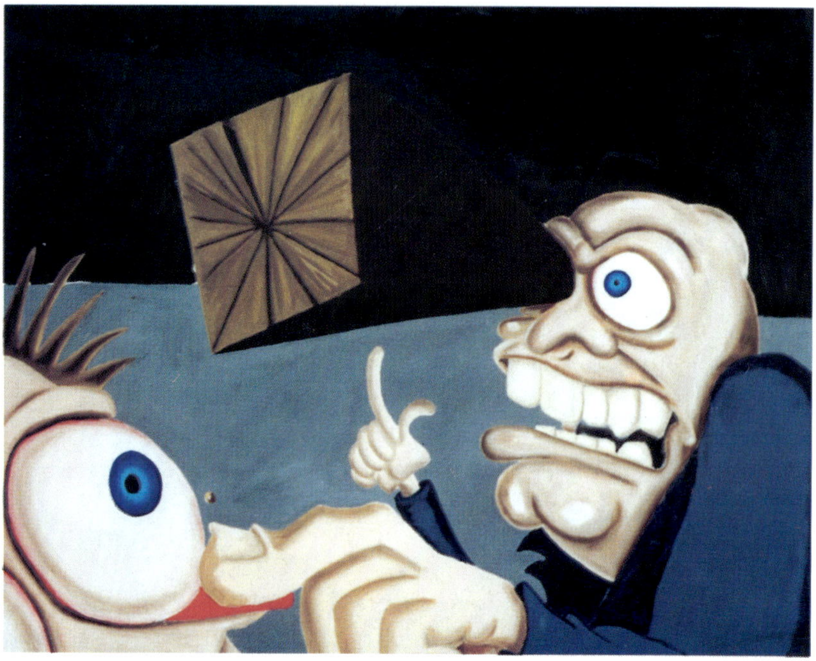

macht hat, als würde er sich nicht um das Wohlbefinden seiner Patienten kümmern. Auch wenn diese ihm mitteilen, daß sie Schmerzen hätten, setzt er die Behandlung trotzdem fort, so als interessierten ihn die Gefühle des Patienten überhaupt nicht.

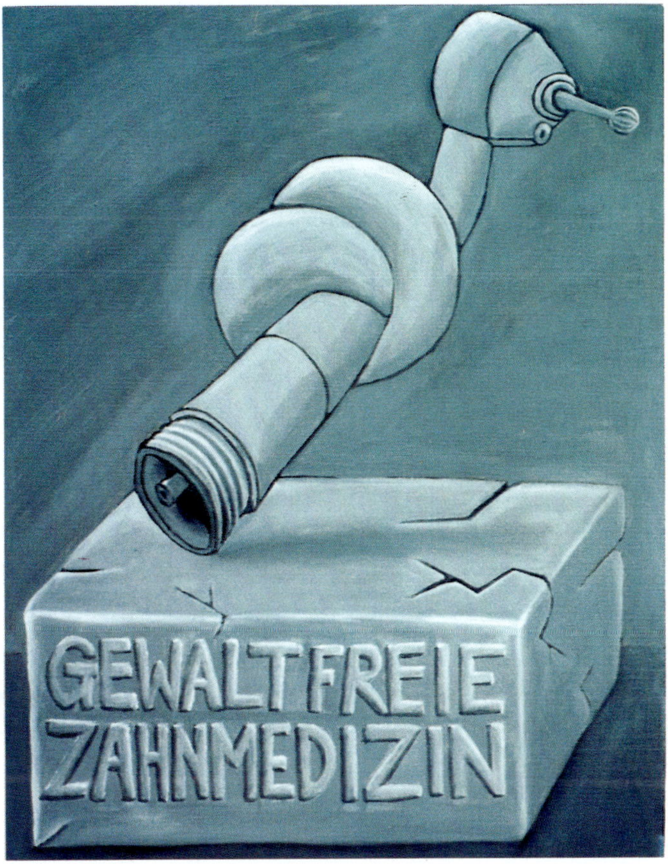

Gewaltfreie Zahnmedizin
nach einer Idee von Carl Fredrik Reuterswärd
(Revolver mit verknotetem Lauf als Symbol für Gewaltfreiheit, steht u.a. am Platz vor der UNO in New York).

Ganz offensichtlich gibt es also Zahnärzte, die mitleidlos und unsensibel sind, genauso wie es solche Menschen auch in anderen Berufen gibt. Würde man aber nun diese Zahnärzte, die Ihre Probleme verursacht haben, befragen, bekäme man wahrscheinlich als Antwort zu hören, daß sie Ihnen gar nicht weh tun wollten. Vielleicht war der Zahnarzt bei der Arbeit so konzentriert, daß er überhaupt nicht bemerkt hat, daß Sie Schmerzen gelitten haben. Oder wenn er es doch mitbekommen hat, dann würde er vielleicht sagen, daß die Behandlung zu Ihrem Besten und es ja auch nur für eine kurze Zeit schmerzhaft gewesen ist.

Nur hilft Ihnen das überhaupt nicht weiter, nicht wahr? Meist sind es ja auch nicht die Umstände selbst, die Ihre Ängste verursachen, sondern was Sie darüber denken.

Wenn der Zahnarzt Ihnen die Information, die Sie brauchen, nicht gibt oder wenn er den Eindruck erweckt, daß er Ihnen nicht zuhört, dann ist das ein Zeichen für eine gestörte Kommunikation. Und da Sie als Patient sowieso schon aufgeregt und ängstlich sind, werden Sie diese Informationslücken wahrscheinlich selbst ausfüllen, und zwar mit Gedanken, welche die Grundlage in Ihrer bereits bestehenden Angst haben und auf diese Weise die Angst noch weiter verstärken.

Versteht es Ihr Zahnarzt nicht, Ihnen bei diesem Problem zu helfen? Ich werde Ihnen in diesem Buch einige Möglichkeiten zeigen, wie Sie Ihren Zahnarzt „fortbilden" können.

Angst ist ein sinnvoller Abwehrmechanismus, aber ...

Die Gene, die uns helfen, mit Angstgefühlen auf eine gefährliche Situation zu reagieren, haben die Existenz vieler Lebewesen seit Millionen von Jahren gesichert. Lebewesen, die nicht imstande sind, Angst zu spüren (wenn es die denn jemals gegeben haben sollte), wären von den Stärkeren bzw. Raubtieren gefressen worden und hätten sich infolgedessen nicht fortpflanzen können. Ohne diese Gene wären auch wir Menschen heute nicht mehr am Leben.

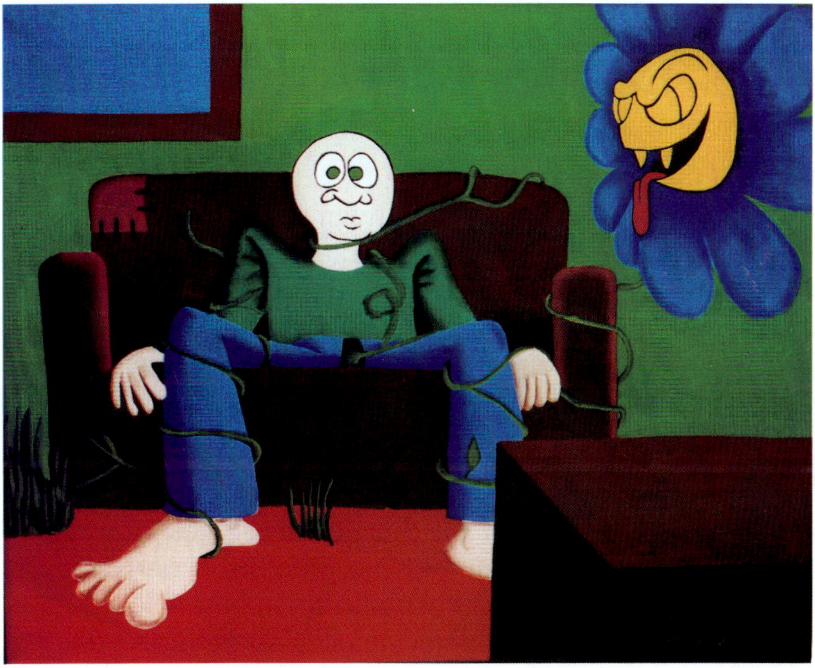

Manchmal wirkt dieser Mechanismus jedoch so stark, daß er selbst zum Problem wird. Zum Beispiel, wenn man sich nicht richtig um seine Zähne kümmern oder erkrankte Zähne nicht behandeln lassen kann, weil man Angst hat. Dann wird die – eigentlich ja sinnvolle – Angst zu einem Problem, um das man sich kümmern muß. Ängste, die man durch logisches Denken nicht ändern kann und die sich in körperlichen Reaktionen zeigen und die Sie dazu bringen, die gefürchtete Situation oder den Angst auslösenden Gegenstand zu meiden, werden Phobien genannt.

Der Körper scheint eine angeborene Bereitschaft zu besitzen, auf bestimmte Dinge oder Objekte eher mit Angst zu reagieren – wie z.B. auf Spinnen und Schlangen. Die Ursache dafür könnte sein, daß während der gesamten Geschichte der Menschen, deren Leben sich ja hauptsächlich in der freien Natur abgespielt hat, Spinnen und Schlangen immer eine tatsächliche Gefahr waren, und an diese Gefahr hat sich der Organismus „angepaßt". Ähnliches könnte für die Angst vor der Dunkelheit gelten.

Möglicherweise sind Zahnbehandlungsängste auf ähnliche Weise in unserer früheren Geschichte verwurzelt. Die meisten Angstpatienten berichten darüber, daß Eingriffe in der Mundhöhle wesentlich unangenehmer seien als anderswo am Körper. Auch Kampfsportlehrer, die nicht von der Matte gehen, „solange keine Knochen rausgucken", sind manchmal von extremen Zahnbehandlungsängsten betroffen.

Früher haben Verletzungen als Folge von Infektionen oder durch den Blutverlust häufig den Tod bedeutet. Erst seit Anfang des 20. Jahrhunderts ist die Medizin in der Lage, im Notfall wirklich zu helfen. Es war also bis in unsere jüngste Geschichte hinein ratsam, immer dafür zu sorgen, daß der Körper unverletzt blieb und es nicht zu einer Blutung kam. Die Situation beim Zahnarzt, in der man sich ausgeliefert fühlt und wo man manchmal blutet, wird von uns möglicherweise als existentielle Bedrohung empfunden und aktiviert deshalb unseren angeborenen Überlebenswillen, der alles in Gang setzt, um unser Weiterleben zu sichern.

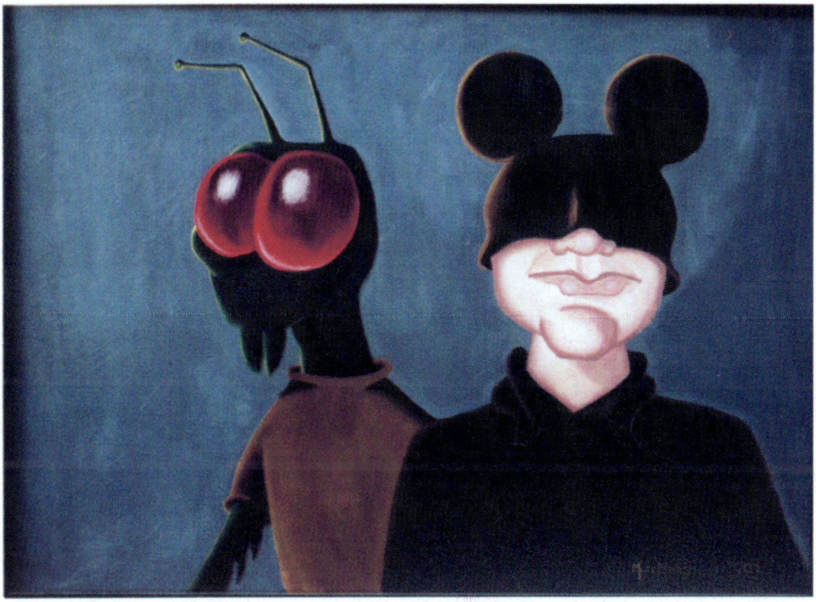

Die Macht Ihrer Phantasie

Forschungsergebnisse zeigen, daß jedes vierte Kind mit Zahnbehandlungsängsten keine Erfahrungen mit Zahnärzten gehabt hat. Kinder, deren Mütter unter Zahnbehandlungsängsten leiden, sind ängstlicher als andere Kinder. Wie kann man Angst vor etwas haben, das man gar nicht kennt? Die Antwort: Es ist eigentlich sogar leichter, Angst vor etwas zu haben, das man nicht kennt, als vor etwas, das man kennt. Der Gedanke an die Monster unter dem Bett kann lähmen. Und wenn man Freunde und Verwandte hat, die es lieben, Horrorgeschichten zu erzählen über das, was sie angeblich alles beim Zahnarzt haben mitmachen müssen, ist es kein Wunder, wenn Kinder eine eigene, vielleicht nicht immer realistische Vorstellung von der Zahnmedizin bekommen.

Auch uns Erwachsenen kann es so gehen: Wenn uns jemand ständig in allen Einzelheiten erzählt, wie er fast gestorben wäre, als ihm die Weisheitszähne aus dem Kiefer herausgebrochen wurden, oder wenn wir immer wieder zu hören bekommen, wie das Gesicht nach der Behandlung anschwoll oder wie groß der Blutverlust war, dann ist es kein Wunder, daß uns allein bei dem Gedanken daran mulmig wird. Wir wissen um die große Macht der Phantasie! Viel Phantasie zu haben, kann viel Freude bringen und das Leben wunderschön machen. Aber manchmal bereitet sie uns Probleme, die Menschen mit weniger Phantasie vielleicht erspart bleiben.

Wenn Menschen mit Zahnbehandlungsängsten auf dem Zahnarztstuhl sitzen, denken sie häufig daran, was ihnen alles Furchtbares widerfahren könnte. Sie befürchten zum Beispiel, die Kontrolle über den eigenen Körper zu verlieren. Oder noch schlimmer: Die Angst könnte so stark werden, daß man den Verstand verliert. Oder das Herz könnte anfangen, so schnell zu schlagen, daß man eine Herzattacke oder einen Nervenzusammenbruch bekommt. Einige Menschen machen sich auch Sorgen und quälende Gedanken darüber, daß der Zahnarzt sie aus Versehen verletzen könnte: Er sticht dem Patienten mit einem seiner spitzen Instrumente versehentlich ins Auge, oder er rutscht mit dem Skalpell aus und schneidet ihm die Zunge ab. Es mag sein, daß Gedanken dieser Art nicht sehr häufig sind, doch manche Menschen haben solche Ängste, also muß man sich damit auch auseinandersetzen. Ich werde Ihnen zeigen, wie Sie Ihre Phantasie und Katastrophengedanken beim Umgang mit diesen Problemen positiv einsetzen können.

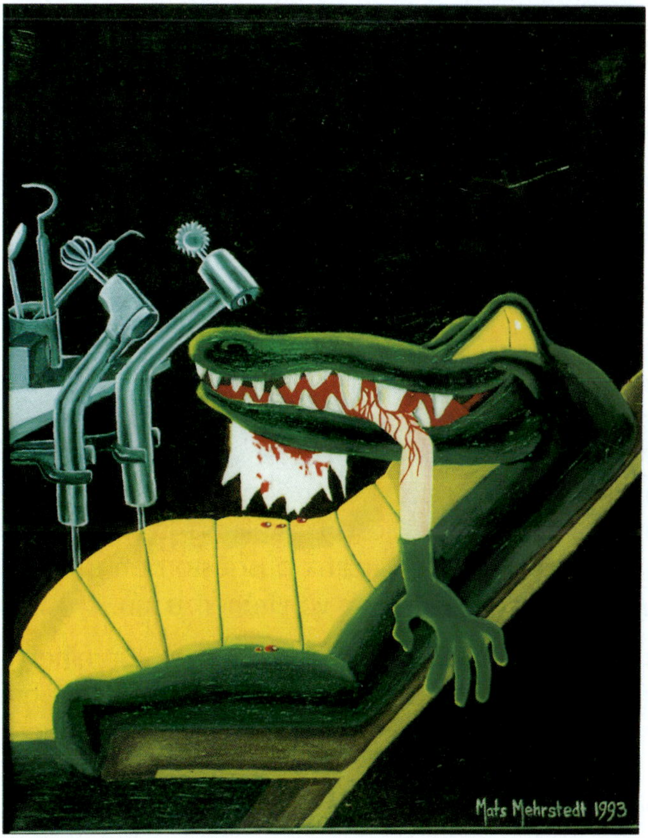

Ein Mißverständnis, das auf negativen Erfahrungen beruht

Es ist häufig nicht die Behandlung selbst das Problem, sondern was man darüber denkt. Die Erwartungen hängen mit den bisherigen Erfahrungen zusammen. Auch wenn man davon überzeugt sein sollte, daß man seinem derzeitigen Zahnarzt vertrauen kann, wird man deshalb nicht gleich angstfrei. Man muß sich auch mit den Spätfolgen aus der Vergangenheit auseinandersetzen.

„Zahnbehandlungen sind immer schmerzhaft". Das ist leider die Erfahrung von vielen Menschen, wenngleich die Aussage trotzdem nicht richtig ist. In einer Untersuchung in unserer Klinik waren 36% der Patienten mit einer Zahnbehandlungsphobie der Meinung, Zahnbehandlungen seien „immer und ohne Ausnahme" schmerzhaft. Und dies, obwohl die Möglichkeiten, Zahnbehandlungen schmerzfrei durchzuführen, schon seit einem halben Jahrhundert vorhanden sind. Wie kommt das?

Es liegt zum Teil daran, daß der Bedarf an Schmerzfreiheit unterschätzt wird. In der Grundausbildung der Zahnärzte gibt es bisher in der Regel keine einzige Vorlesung über psychologische Aspekte des Berufs. Früher waren zum Beispiel viele Zahnärzte der Meinung, Milchzähne müßten beim Bohren nicht betäubt werden. Diese Einstellung ist inzwischen seltener, auch wenn sie nicht ganz ausgestorben ist. Wir haben aber noch mit den Spätfolgen von früher zu tun.

Wer Angst vor Zahnbehandlungen hat, gerät in einen Teufelskreis: Die Ängste werden immer stärker und die Zahnarztbesuche immer seltener. Die wenigen Zahnarztbesuche werden stressbeladen und schmerzhaft, und die Vorurteile gegenüber Zahnbehandlungen werden bestätigt.

Man sucht den Zahnarzt häufig erst dann auf, wenn man bereits starke Zahnschmerzen hat. Oft genug muß dann der erkrankte Zahn entfernt werden. Häufig ist es sehr schwierig – oft unmöglich – solche Zähne gut zu betäuben. Leider scheint es einige Zahnärzte zu geben, die solche Zähne trotzdem beim ersten Besuch ziehen. Wenn Menschen mit Zahnbehandlungsängsten dies passiert, glauben sie nun natürlich, daß es immer so sein muß. Dabei gibt es durchaus noch andere Möglichkeiten, Entzündungen zu bekämpfen. Wenn man dann den Zahn eine Woche später zieht, kann dies geschehen, ohne Schmerzen zu verursachen.

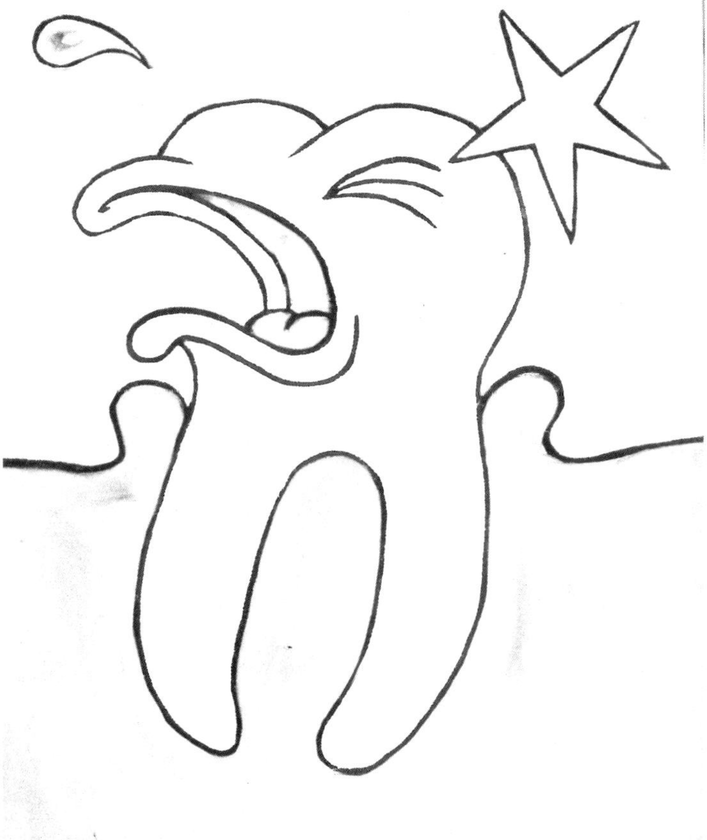

Erscheinen Sie erst dann in der Zahnarztpraxis, wenn die Schmerzen so unerträglich geworden sind, daß Sie es nicht länger aushalten können, bleibt Ihnen meistens keine Zeit, einen Termin zu vereinbaren. Und weil der Zahnarzt also nicht wußte, das Sie kommen würden, hat er auch nicht die nötige Zeit, die er für Ihre Behandlung bräuchte, weil er mit anderen Patienten beschäftigt ist. Es ist wie in einem Teufelskreis: Sie kommen mit Zahnschmerzen, Sie sind sehr aufgeregt und ängstlich und noch schmerzempfindlicher, als Sie es normalerweise sind. Weil Ihr Zahn entzündet ist und schmerzt, kann es besonders schwierig sein, ihn zu betäuben. Die Entzündung kann verhindern, daß die Betäubungsflüssigkeit so wirksam wird, wie sie es sollte. Auch für den Zahnarzt ist dies nicht einfach. Wenn der Zahnarzt sich überfordert fühlt, kann er mit Verärgerung reagieren. Vielleicht wirft er Ihnen vor, Schuld an der ganze Sache zu haben, und dies verschärft die Schwierigkeiten bei der Behandlung.

Auch wenn die Betäubung funktioniert, kann man manchmal Schmerzen fühlen, nur weil man dies erwartet. Unser Gehirn funktioniert so, daß wir aus der Erwartung heraus Schmerzen spüren können, obwohl gar keine Schmerzsignale vom Zahn ins Gehirn gesendet werden.

Der Zahnarzt sollte wissen, daß ein Zahn schmerzen kann, obwohl er richtig betäubt ist. Die traurige Wahrheit ist allerdings: Viele Zahnärzte wissen dies immer noch nicht. Vielleicht haben auch Sie schon einmal von Ihrem Zahnarzt zu hören bekommen: "Nun stellen Sie sich mal nicht so an! Ich habe Ihnen schließlich zwei Spritzen gegeben! Es kann gar nicht mehr weh tun!" Sie und ich wissen jetzt aber, daß es sehr wohl schmerzen kann. Wenn der Patient sagt, daß es weh tut, dann tut es weh.

Schmerzhafte Erfahrungen prägen sich besonders gut im Gedächtnis ein. Sie haben einen Verallgemeinerungseffekt. Das bedeutet, daß man – in der Überzeugung, zahnärztliche Behandlungen seien immer schmerzhaft – dazu neigt, schmerzfreie Zahnbehandlungen zu vergessen. Man kann sogar nach einer gewissen Zeit schmerzfreie Zahnbehandlungen als schmerzhaft erinnern. Unser Gedächtnis ist nicht photographisch, auch wenn wir das manchmal glauben möchten. Im Gegenteil: Unser Gedächtnis ist sehr plastisch und anpassungsfähig, und manchmal erinnern wir uns an Erlebnisse, so wie wir uns an sie erinnern möchten – und nicht so, wie sie in Wirklichkeit waren.

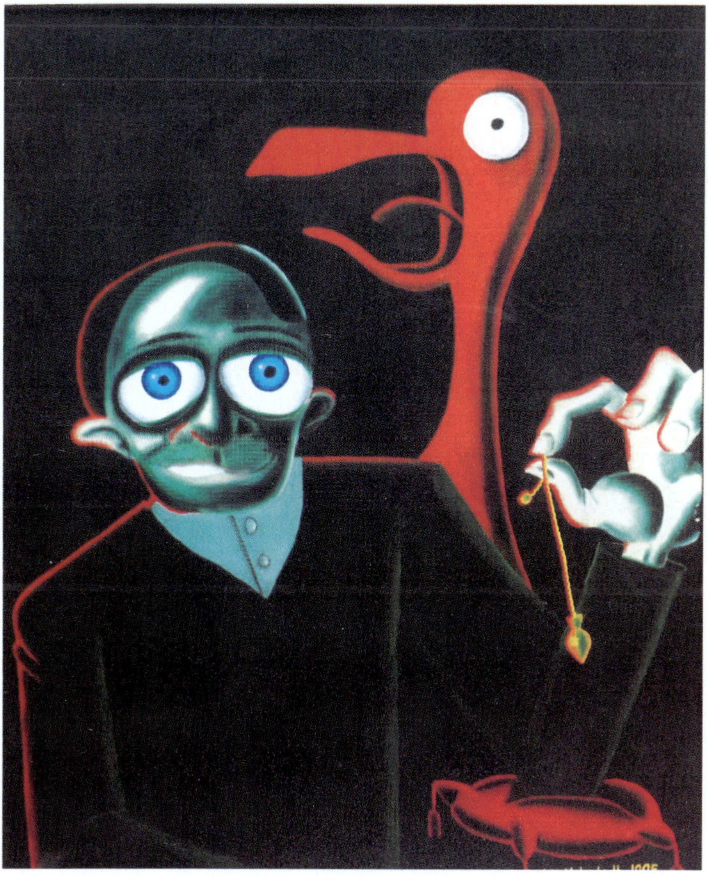

Heutzutage sollten alle Zahnbehandlungen schmerzfrei sein. Um es einmal ganz deutlich zu sagen: Als Patient haben Sie ein Recht darauf, schmerzfrei behandelt zu werden. Sie sollten fordern, daß dieses Recht respektiert wird. Es mag sein, daß es Situationen gibt, in denen es für den Zahnarzt schwierig ist, ausreichend für Schmerzfreiheit zu sorgen. Das bedeutet jedoch nicht, daß Sie sich quälen lassen müssen. Selbst wenn ein Schmerz „eingebildet" ist, ist die Tatsache zu akzeptieren, daß die Kraft der Phantasie sehr stark ist und ein „eingebildeter" Schmerz genauso stark ist wie ein „richtiger" Schmerz.

Mißverständnisse durch falsche Informationen

Viele Menschen machen sich über ihre Zähne und Zahnbehandlungen falsche Gedanken. Oft ist folglich nicht die Zahnbehandlung selbst so sehr das Problem, sondern was man darüber denkt. Wer Zahnbehandlungsängste hat, kann leicht in einen Teufelskreis geraten, in dem seine Ängste scheinbar immer wieder bestätigt werden.

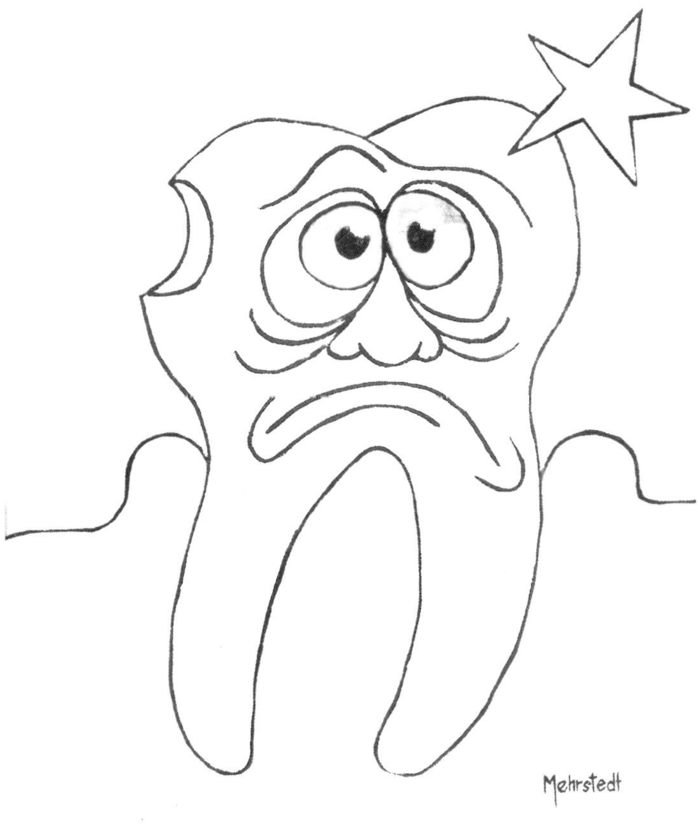

Meine Zähne sind so schlecht, daß sie abbrechen könnten, wenn der Zahnarzt sie untersucht! Dieser Gedanke ist meist durch Zahnbehandlungsängste entstanden und entspricht so gut wie nie den Tatsachen. Die Zähne halten sehr viel mehr aus, als Sie glauben. Lassen Sie aber immer Ihren Zahnarzt schon vor der Behandlung wissen, welche Sorgen Sie sich machen!

Meine Zähne sind von Natur aus schlecht! Menschen, die über Jahre beobachtet haben, wie ihre Zähne verfallen, neigen dazu anzunehmen, daß ihre Zähne besonders anfällig sind. Vielleicht haben sie Ähnliches auch in ihrer Familie gesehen, während andere Leute scheinbar perfekte Zähne haben. Grundsätzlich ist es jedoch so, daß es kaum Unterschiede im genetischen Aufbau der menschlichen Zähne gibt. Viele von uns neigen dazu, sich zu intensiv mit den Eigenschaften, die wir für unsere Schwächen halten, zu beschäftigen und sich darüber Sorgen zu machen. Wir glauben häufig auch, daß bei anderen Menschen vieles besser ist als bei uns. Und wie heißt es doch so treffend: Die Kirschen in Nachbars Garten sehen immer am leckersten aus.

Es sind Verhaltensgewohnheiten, die eine wichtige Rolle spielen! Es kann zum Beispiel sein, daß Sie und Ihre Familie überdurchschnittlich große Probleme mit erkrankten Zähnen haben. Dies ist jedoch nicht die Folge mangelnder genetischer Qualität, sondern liegt wahrscheinlich einfach daran, daß Sie Ihre Familie die gleichen Gewohnheiten beim Essen und bei der Zahnpflege haben. Schließlich haben Sie diese Gewohnheiten von Ihren Eltern übernommen und diese wiederum von ihren Eltern. In Familien, die andere Gewohnheiten haben, werden auch die Folgen andere sein.

Ich könnte ersticken, wenn ich betäubt bin! Manche Befürchtungen haben ihre Ursache in dem tauben Gefühl in der Mundhöhle, nachdem eine örtliche Betäubung gegeben wurde. Manche haben Angst, sie könnten nicht schlucken oder nicht atmen. Manchmal ist man sich nicht sicher, warum das Taubheitsgefühl so unangenehm ist. Eventuell sind es unbewußte Ängste vor Kontrollverlust, oder es wird ein allgemeines Gefühl von Todesangst ausgelöst. Sollten Sie sich sowieso in psychotherapeutischer Behandlung befinden, könnte es nützlich sein, dieses Thema mit Ihrem Therapeuten zu besprechen. Sonst fragen Sie Ihren Zahnarzt. Er könnte Ihnen dann versichern, daß die modernen Betäubungsmittel völlig risikofrei sind. Allergische Reaktionen sind um einiges seltener als ein Sechser im Lotto. Sie können mit einer Betäubung genauso gut schlucken und atmen wie ohne.

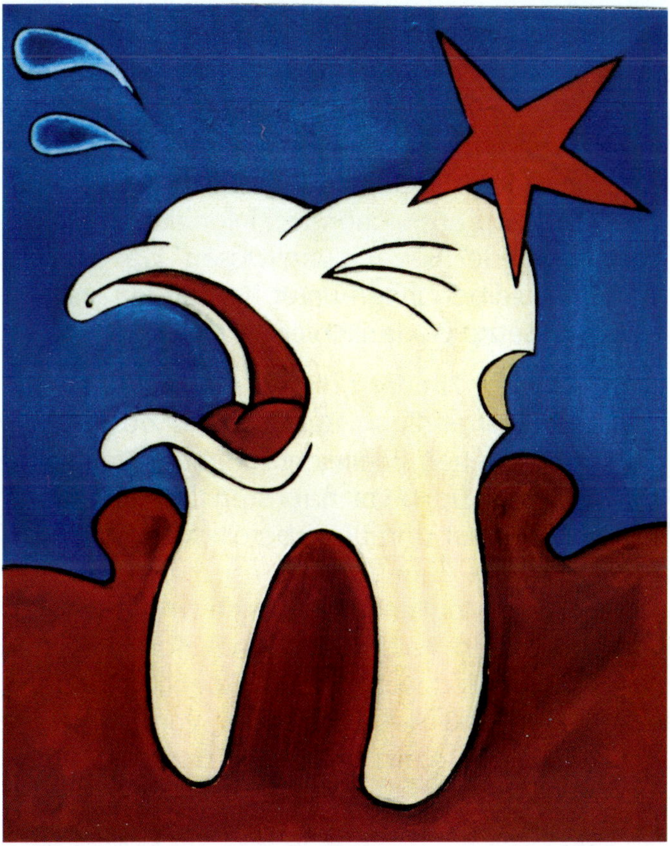

Und vergessen Sie Folgendes nicht: Noch vor dem 2. Weltkrieg hat man Zähne ohne Betäubung gezogen. Betäubungsmittel sind unter diesem Blickwinkel eine der wichtigsten Erfindungen des 20. Jahrhunderts. Was nützen Ihnen denn Radio und Fernseher oder gar Computer, wenn Ihre Zähne ohne vorherige Betäubung behandelt oder gezogen werden müssen? Wäre die Reise zum Mond im Vergleich dazu wirklich so wichtig? Die örtlichen Betäubungsmittel sind jedenfalls ein Segen für die Menschheit: Sie sind Ihre besten Freunde bei der Zahnbehandlung. Versuchen Sie einmal, es so zu sehen.

Ich weiß nicht, was bei der Behandlung passieren wird! Einige Menschen ziehen es vor, keine Einzelheiten über die bevorstehende zahnärztliche Behandlung zu erfahren. Sollten Sie zu diesen Menschen gehören und der Zahnarzt Ihnen zu viele detaillierte Informationen geben, dann bitten Sie ihn, damit aufzuhören. Wahrscheinlich haben jedoch die meisten Menschen eher mit dem Gegenteil Probleme: Der Zahnarzt vergißt, seine Patienten ausreichend zu informieren. Die Mehrheit würde gerne vor der Behandlung wissen, was ihnen bevorsteht. Dadurch bleiben ihnen unter Umständen viele quälende und angstbesetzte Gedanken erspart.

Bitten Sie also Ihren Zahnarzt, Ihnen mitzuteilen, wie die bei Ihnen geplante Behandlung aussieht und ob noch andere Möglichkeiten bestehen. Vielleicht möchten Sie auch schon vorher wissen, was Sie beim nächsten Termin erwartet, um sich so seelisch besser darauf vorbereiten zu können. Achten Sie darauf, daß der Zahnarzt sich an diese Abmachungen hält und Ihnen die Möglichkeit gibt, sich zu Hause auf die Behandlung einzustellen. Falls der Behandlungsplan aus irgendeinem Grund geändert werden muß, könnten Sie dem Zahnarzt auch sagen, daß Sie darauf nicht vorbereitet sind und deshalb einen neuen Termin brauchen.

Möglicherweise ist es für Sie wichtig zu wissen, wann ein Behandlungsabschnitt beendet ist. Ist das der Fall, so fragen Sie

Ihren Zahnarzt. Es muß ja schließlich nicht sein, daß Sie angespannt darauf warten, daß der Bohrer wieder eingesetzt wird, wenn der Zahnarzt dies gar nicht vorhat. Wenn Sie – verständlicherweise – besondere Probleme mit dem Bohren haben, kann es eine enorme Erleichterung für Sie sein, wenn Ihnen der Zahnarzt mitteilt: "Für heute brauche ich nicht mehr zu bohren." In der Regel weiß er das, aber er vergißt vielleicht, es Ihnen zu sagen.

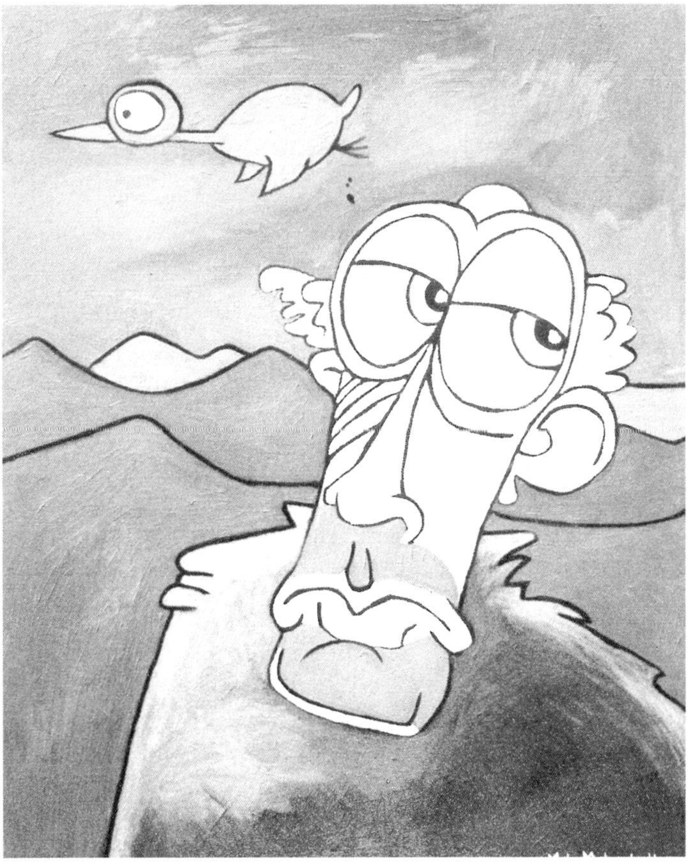

Nicht gestellte Fragen über Zähne und Zahnbehandlungen

Es gibt einige Fachausdrücke und Behandlungsabschnitte, die bei vielen Menschen Ängste auslösen oder über die viele Mißverständnisse im Umlauf sind. Wenn Ihr Zahnarzt sich in einer unverständlichen Sprache ausdrücken sollte, dann bitten Sie ihn, sich „auf Deutsch" auszudrücken: Es ist keine Schande, wenn man als Nicht-Zahnmediziner die zahnmedizinischen Fachausdrücke nicht kennt. Sie könnten dem Zahnarzt sicherlich aus Ihrem Leben auch das eine oder andere berichten, was er nicht begreifen würde. Es folgen Fragen, die häufig gestellt würden, wenn die Patienten sich nur trauten.

Muß man die ganze Mundhöhle betäuben?

Die Zähne im Oberkiefer werden von jeweils einem Nerv versorgt. Wenn der Zahnarzt dort arbeitet, muß nur ein kleines Gebiet betäubt sein. Bei den hinteren Zähnen werden Sie kaum ein Taubheitsgefühl verspüren, da die Lippe in diesem Fall kaum taub wird. Im Unterkiefer gibt es auf jeder Seite jeweils einen Nerv, so daß entweder die ganze linke oder die ganze rechte Seite betäubt wird. Im Oberkiefer muß der Zahnarzt vor dem Bohren die Betäubung nur unter die Hautoberfläche legen, damit der Zahn taub wird. Muß er den Zahn ziehen, dann injiziert er auch etwas Betäubungsmittel auf der Rückseite des Zahnes. Im Unterkiefer wird die Betäubung hinter den letzten Zahn gegeben. Hier muß die Nadel etwas tiefer eingeführt werden, da der Nerv dort tiefer als im Oberkiefer liegt. Daher ist es hier besonders wichtig, daß zuerst nur einige Tropfen injiziert werden, damit der Rest schmerzfrei verabreicht werden kann.

Zahnärztliche Betäubungen sind fast immer völlig ohne Risiko. Die physischen Reaktionen, die Sie an sich vielleicht einmal erlebt haben, haben ihre Ursache fast immer in den bestehenden Ängsten. Allergische Reaktionen sind sehr selten. Wenn Sie Herzprobleme haben, sollten Sie Ihren Zahnarzt darüber informieren. Das bedeutet aber meist nicht, daß Sie dann keine Betäubungsmittel mehr bekommen können.

Wurzelbehandlungen sind immer schmerzhaft, oder?

Eine Wurzelbehandlung wird ausgeführt, wenn der Nerv schon abgestorben oder so beschädigt ist, daß er entfernt werden

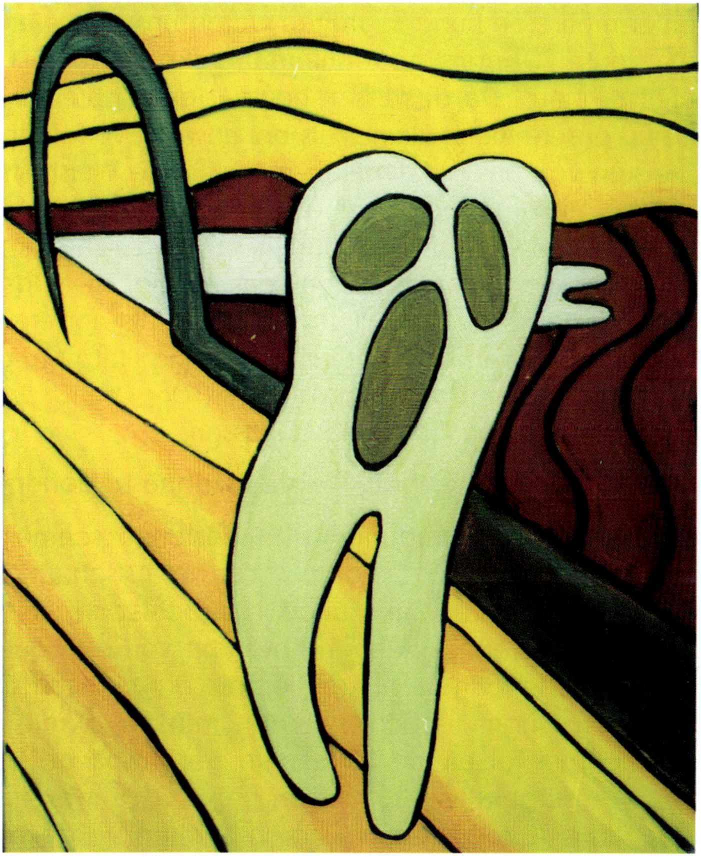

muß. Der Hohlraum, in dem sich der Nerv befunden hat, wird dabei vollkommen gereinigt, damit keine Bakterien übrigbleiben. Danach wird er mit einer Paste und einer kleinen Menge Guttapercha gefüllt, um zu verhindern, daß wieder neue Bakterien hineingelangen können. Die Wurzelbehandlung sollte wie jede andere Zahnbehandlung auch schmerzfrei sein. Das kann aber manchmal problematisch sein, beispielsweise wenn der Zahn gerade akut erkrankt ist. Dann muß man einen Weg finden, um das Problem zu umgehen.

Sind Weisheitszähne von schlechterer Qualität?

Weisheitszähne sind genauso aufgebaut wie andere Zähne auch. Vor mehreren hundert Jahren waren unsere Kiefer größer als heute. Damals hatte niemand Probleme mit den „Weisheitszähnen". Da das Essen heutzutage leichter zu kauen ist, sind unsere Kiefer kleiner als bei unseren Vorfahren. Bei den meisten von uns ist kein Platz mehr für die Weisheitszähne, und bei einigen von uns sind sie nicht einmal mehr angelegt. Weisheitszähne sind besonders schwer zu säubern, da der Raum für die Zahnbürste dort sehr beengt ist. Deshalb sind die Weisheitszähne anfälliger für Karies als andere Zähne. Manchmal haben sie nicht einmal genug Platz, um überhaupt herauswachsen zu können. Das ist der Grund, warum sie in einigen Fällen entfernt werden müssen.

Ist es besonders schmerzhaft, Weisheitszähne zu ziehen?

Bei ausreichender Betäubung ist Zähneziehen schmerzfrei. Wenn der Weisheitszahn aus dem Kiefer herausschaut, ist es wie bei jedem anderen Zahn auch. Der schlechte Ruf, den das Ziehen von Weisheitszähnen hat, rührt von den quer im Kiefer liegenden Weisheitszähnen her, die durch einen kieferchirurgischen Eingriff entfernt werden müssen. Dann kann man manchmal für einige Tage eine geschwollene Backe und auch postoperative Schmerzen haben. Wenn man Ihre Weisheitszähne jedoch sehen kann, brauchen Sie davor keine Angst zu haben.

Es mag auch sein, daß einige Zahnärzte etwas übereifrig sind, wenn es darum geht, Weisheitszähne zu ziehen. Wenn Sie unter Zahnbehandlungsängsten leiden und Ihnen Ihre Weisheitszähne keine Probleme verursachen, sollten Sie vielleicht die Meinung eines zweiten Zahnarztes einholen, bevor Sie diese Zähne entfernen lassen. Das Entfernen Ihrer Weisheitszähne um jeden Preis sollte zumindest nicht an erster Stelle stehen, wenn Sie sich wieder an Zahnbehandlungen gewöhnen wollen. Manchmal läßt es sich mit Weisheitszähnen ganz gut leben.

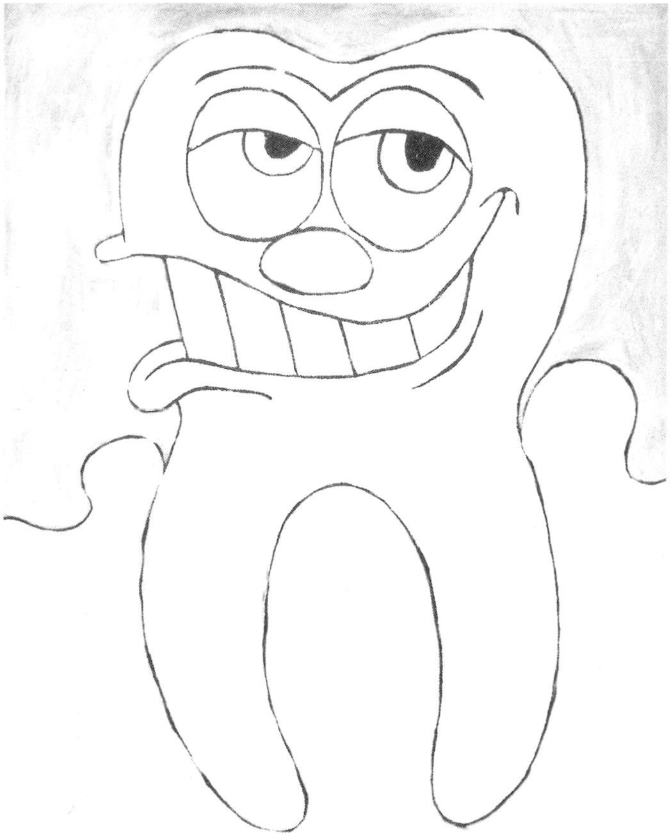

Behalten Sie die Kontrolle über die Situation!

Es kommt sehr häufig vor, daß Patienten mit Zahnbehandlungsängsten das Gefühl von Kontrolle vermissen. Sie sehen keine Möglichkeit, die Zahnbehandlung beeinflussen zu können. Manchmal weiß der Patient nicht, was der Zahnarzt als nächstes machen wird. Diese Ungewißheit kann sehr unangenehm sein. Das kann zur Folge haben, daß man sich vorstellt, was alles passieren könnte, und diese Phantasien können oft weitaus dramatischer sein als die Wirklichkeit selbst.

Auch wenn Sie Schmerzen im allgemeinen gut aushalten, kann beim Zahnarzt ein plötzlicher Schmerz, auch wenn er eigentlich gar nicht so stark sein kann, schlimmer empfunden werden als jeder andere Schmerz. Deshalb ist es sehr wichtig, daß Sie sich mit Ihrem Zahnarzt über ein Kontrollsystem unterhalten. Sie können zum Beispiel vereinbaren, daß der Zahnarzt, wenn Sie "Ah!" sagen, sofort aufhört. Sie brauchen nicht zu schreien – sagen Sie einfach nur "Ah!" und der Zahnarzt stellt daraufhin die Behandlung ein. Man kann dann zusammen überlegen, was zu tun ist, um Schmerzfreiheit zu erreichen. Mithilfe dieses Systems lernen Sie, Ihrem Zahnarzt zu vertrauen. Sie werden sich viel sicherer fühlen, und es wird Ihnen leichter fallen, sich zu entspannen. Sie werden sehen, daß es von Termin zu Termin einfacher für Sie sein wird.

Sollte es Ihnen schwerfallen, mit Ihrem Zahnarzt über dieses Thema zu sprechen, können Sie vielleicht mit der Zahnarzthelferin darüber reden, wenn Sie einen Termin abmachen, oder Sie könnten jemanden bitten, es für Sie zu tun. Sollte Ihr Zahnarzt wider Erwarten nicht damit einverstanden sein, dann suchen Sie sich eben einen anderen Zahnarzt. Die meisten Zahnärzte sind aber gerne bereit, auf solche Wünsche einzugehen.

Grundsätzlich ist es wichtig, das Gefühl zu haben, die Kontrolle über eine Situation nicht völlig aus der Hand gegeben zu haben. Ein Beispiel: In einer modernen Zahnarztpraxis werden die Patienten normalerweise auf dem Rücken liegend behandelt. Dies ist für die meisten Zahnärzte ein Routineverfahren. Zahnarzt und Patient gehen davon aus, daß dies normal ist und auch so sein muß. Wenn der Patient auf dem Rücken liegt, kann der Zahnarzt besser in die Mundhöhle schauen und effektiver und bequemer arbeiten. Der Patient

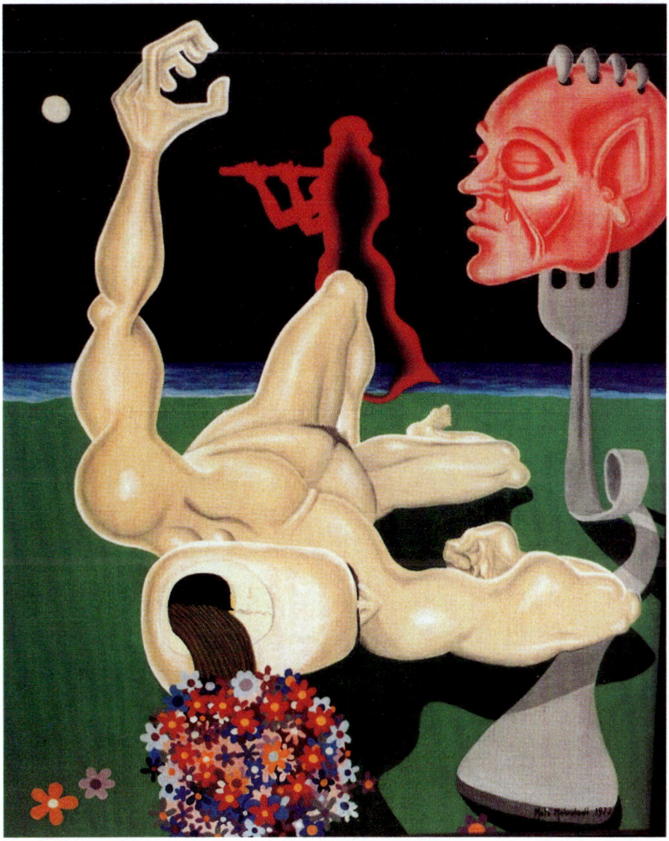

wird normalerweise nie gefragt, ob er mit diesem Verfahren einverstanden ist. Würden die Zahnärzte häufiger nachfragen, dann würden sie feststellen, daß viele Patienten mit dieser Behandlungsposition Probleme haben. Bei manchen Patienten wird dadurch das Gefühl von Hilflosigkeit und Ausgeliefertsein verstärkt. Bei Patientinnen, die Opfer sexueller Übergriffe waren (etwa jede vierte Frau), können Erinnerungen an diese schrecklichen Erlebnisse geweckt werden oder zumindest zusätzlich unnötige Streßgefühle aufkommen lassen.

Bis vor relativ kurzer Zeit und während mehr als 100 Jahren haben die Zahnärzte ihre Patienten in einer aufrechten Position behandelt. Das wäre in einem modernen Zahnarztstuhl ebenfalls möglich, auch wenn es vielleicht für den Zahnarzt unbequemer ist. Wenn Sie Probleme mit der Rückenlage haben, dann sprechen Sie mit Ihrem Zahnarzt darüber. Das wäre die wohl einfachste Lösung. Es ist nicht zuviel verlangt, wenn Sie Ihren Zahnarzt um die Möglichkeit bitten, den Verlauf der Behandlung kontrollieren zu können.

Eine Alternative wäre, zu lernen, die Gedanken zu ändern, die Ihnen in der Rückenlage kommen. Dies kann durch Entspannungsübungen sowie Training von Selbstvertrauen und Kontrollgefühl erreicht werden.

Gehen Sie beim Kampf gegen Ihre Ängste schrittweise vor!

Weil Sie Angst vor der Zahnbehandlung haben, sind Sie vielleicht der Ansicht, daß es das Beste wäre, die zahnärztliche Behandlung so schnell wie möglich hinter sich zu bringen. Das mag zwar nicht grundsätzlich falsch sein, aber Sie sollten beachten, daß Sie für eine dauerhafte Kontrolle Ihrer Angst vor der Zahnbehandlung Geduld aufbringen müssen.

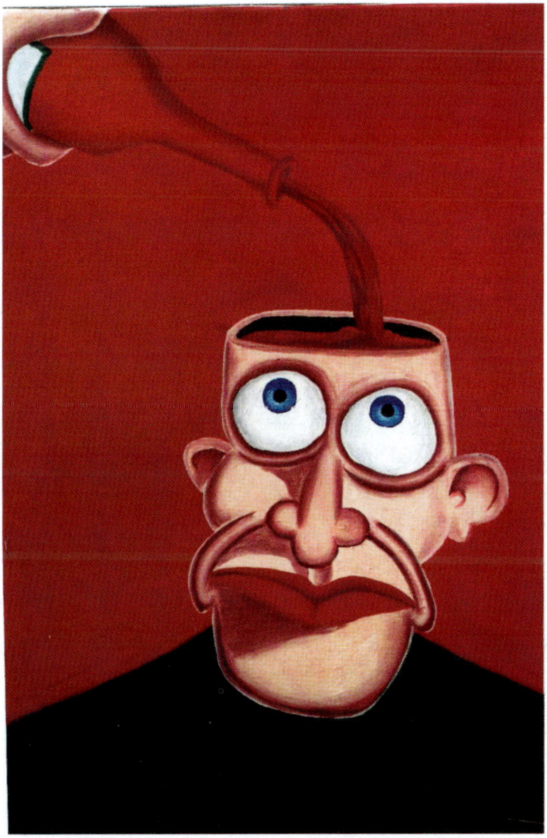

Die klassische Angsttherapie beginnt meist mit der Erstellung einer Angsthierarchie. Das gilt auch für die Zahnbehandlungsängste. Man versucht herauszufinden, welche Situationen bei der Zahnbehandlung welche Angst auslösen. Normalerweise stellt man sich die Zahnbehandlung nicht als Abfolge von einzelnen Abschnitten vor. Prinzipiell ist es aber einfacher, die Angst vor der Zahnbehandlung in mehreren Einzelschritten und nicht in einem Schritt abzubauen. Sonst könnten Sie vielleicht in Panik geraten, weil das Problem zu groß ist. Sie weichen dem Problem bzw. der Zahnbehandlung dann aus, so wie Sie es womöglich schon seit Jahren machen.

Es gibt Unterschiede, welche Situationen der einzelne Patient bei der Zahnbehandlung als angstauslösend empfindet und welche er für eher harmlos hält. Es gibt aber bei der Mehrzahl der Menschen auch eine Reihe von Gemeinsamkeiten: Bei sehr vielen Personen lösen der Bohrer und das Geräusch des Bohrers sowie das Zähneziehen Angst aus. Auch Nadeln und Injektionen sind angstbesetzt.

Manche Behandlungsabschnitte sind leicht zu bewältigen: Wenn der Zahnarzt in die Mundhöhle schaut, ohne darin herumzustochern, könnte das für Sie vielleicht eine erste gute Erfahrung auf dem Zahnarztstuhl werden. Es könnte hilfreich sein zu wissen, daß der Zahnarzt an diesem Tag nichts weiter tun wird, so daß Sie sich keine Gedanken darüber machen müssen, was noch alles Schreckliches auf Sie zukommen könnte. Häufig kann Ihnen der Zahnarzt nach dieser Untersuchung eine positive Mitteilung machen. Viele Menschen mit Zahnbehandlungsängsten, die längere Zeit nicht mehr beim Zahnarzt gewesen sind, haben übertriebene Befürchtungen über den Zustand ihrer Zähne. Ihr Zahnarzt hat also womöglich eine positive Nachricht für Sie.

Vielleicht hilft Ihnen das, beim nächsten Mal weniger Angst zu haben. Sie haben sich nun auch an die Zahnarztpraxis gewöhnt und gelernt, daß ein Besuch beim Zahnarzt nicht zwangsläufig mit Schmerzen verbunden ist – Sie sollten sich zu diesem ersten Schritt gratulieren! Vielleicht hilft Ihnen auch zu wissen, daß der erste Schritt für die meisten ängstlichen Menschen der schwierigste Schritt ist. Sie haben ihn vollzogen, und auch wenn Sie denken, daß „nichts geschehen ist": Sie haben sich selbst bewiesen, daß Sie die Fähigkeit haben, Ihre Angst zu überwinden.

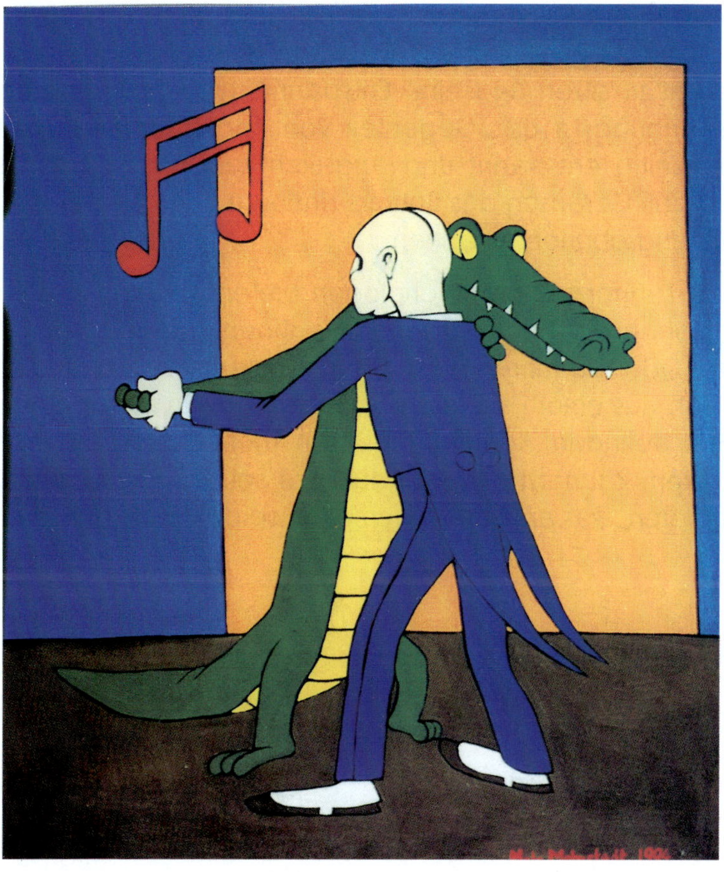

Beim nächsten Zahnarztbesuch können Sie und Ihr Zahnarzt sich vielleicht entscheiden, einige Röntgenbilder machen zu lassen – und sonst nichts. Damit können Sie Ihre Fähigkeit trainieren, sich in der zahnärztlichen Umgebung zu behaupten, und dabei feststellen, daß sich Ihre möglicherweise auftauchenden Angstgefühle kontrollieren lassen.

Der nächste Behandlungsschritt hängt nun von Art und Intensität Ihrer Zahnbehandlungsängste ab. Oft dürfte eine kleine Füllung unter örtlicher Betäubung, zum Beispiel im Oberkiefer, eine Behandlung sein, die man jetzt relativ einfach durchführen könnte. Ist Ihre Angst noch zu stark, dann versuchen Sie zusammen mit Ihrem Zahnarzt, eine andere Lösung zu finden. Eine mögliche Alternative wäre, einfach auf dem Zahnarztstuhl zu sitzen und eine Entspannungstechnik einzuüben. Entspannung ist das Gegenteil von Angst. Man kann nicht gleichzeitig entspannt und ängstlich sein. Sie könnten sich auch das Geräusch des Bohrers anhören und gleichzeitig Entspannungsübungen machen.

Einige Zahnärzte und Psychologen bieten an, dies außerhalb der Zahnarztpraxis zu üben, falls Ihnen das leichter fallen sollte. Oder Sie führen diese Übungen zu Hause durch. Sollten Sie sich aus einem anderen Grund gerade in therapeutischer Obhut befinden, könnten Sie Ihren Therapeuten bitten, sich mit Ihrem Zahnarzt in Verbindung zu setzen und gemeinsam zu beraten, was am Besten gemacht werden könnte.

Angst vor Spritzen – und was man dagegen tun kann

Es gibt sicherlich sehr viel angenehmere Dinge, als sich beim Zahnarzt eine Betäubungsspritze in das Zahnfleisch injizieren zu lassen. Viele Menschen haben davor soviel Angst, daß sie deshalb den Besuch beim Zahnarzt vermeiden. Vielleicht können sie darum auch nicht in andere Länder reisen, weil eine Impfung Voraussetzung für die Einreise ist. Eine kleine Gruppe von Menschen – vielleicht zwei oder drei von hundert – hat, was man eine Spritzenphobie nennt oder genauer ausgedrückt: eine Blut-Injektions-Verletzungsphobie.

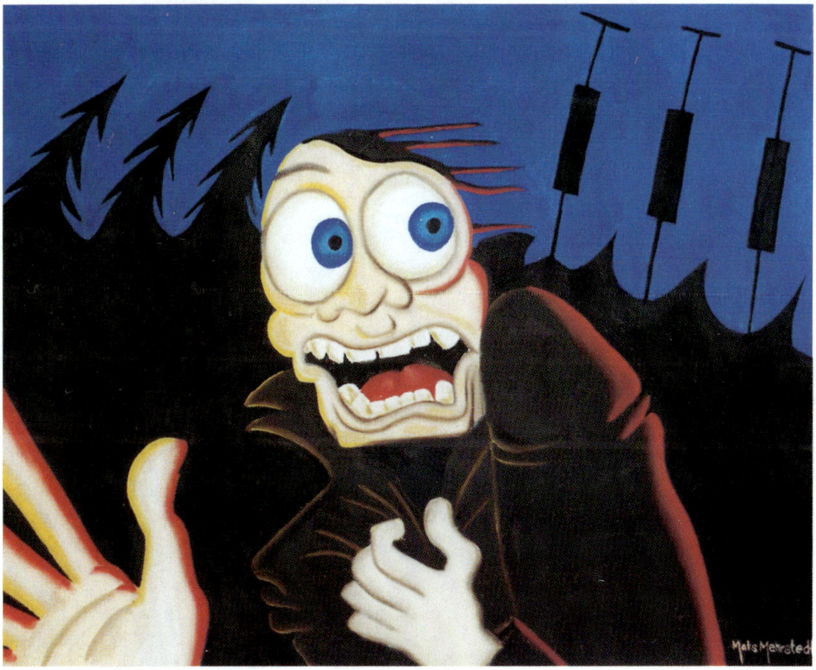

Eine Phobie ist ein extreme Angst. Wer darunter leidet, ist meist sehr aufgeregt, gerät leicht in Panik und will fliehen, und dabei befindet sich der ganze Körper in Alarmstimmung. Bei der Spritzenphobie ist genau das Gegenteil davon der Fall. Wirkliche Spritzenphobiker neigen dazu, ohnmächtig zu werden. Sie können den Anblick einer Spritze oder den Gedanken an eine Spritze bzw. Injektion nicht ertragen. Die Ohnmacht könnte eine unbewußte Reaktion sein, um sich der vermeintlich unerträglichen Situation zu entziehen. Sie ähnelt der Reaktion, die man bei manchen Tieren beobachten kann, die sich „tot stellen", wenn sie sich bedroht fühlen.

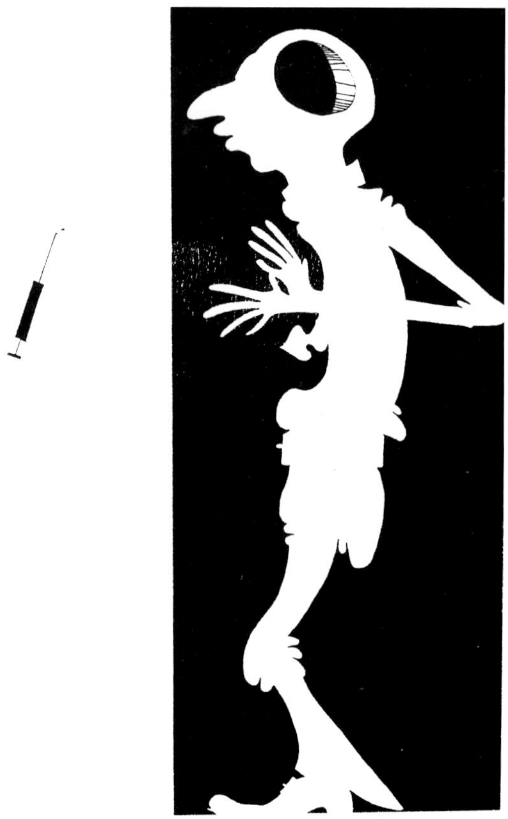

Wie Sie wahrscheinlich wissen, können Injektionen entweder schmerzfrei oder schmerzhaft sein. Einige Menschen mit Zahnbehandlungsängsten sind aber der Meinung, daß Injektionen immer schmerzhaft seien. Das stimmt nicht. Es spielt durchaus eine Rolle, wie die Injektion durchgeführt wird und inwieweit der Zahnarzt die Gefühle und Empfindsamkeiten seines Patienten berücksichtigt. Einem Zahnarzt, der in erster Linie daran interessiert ist, seine Arbeit schnellstmöglich zu beenden, unterlaufen häufig schmerzhafte Injektionen. Damit erreicht er oft, daß er seine Arbeit nie fertigstellen kann, ganz einfach weil der Patient – also Sie – nicht mehr wiederkommt.

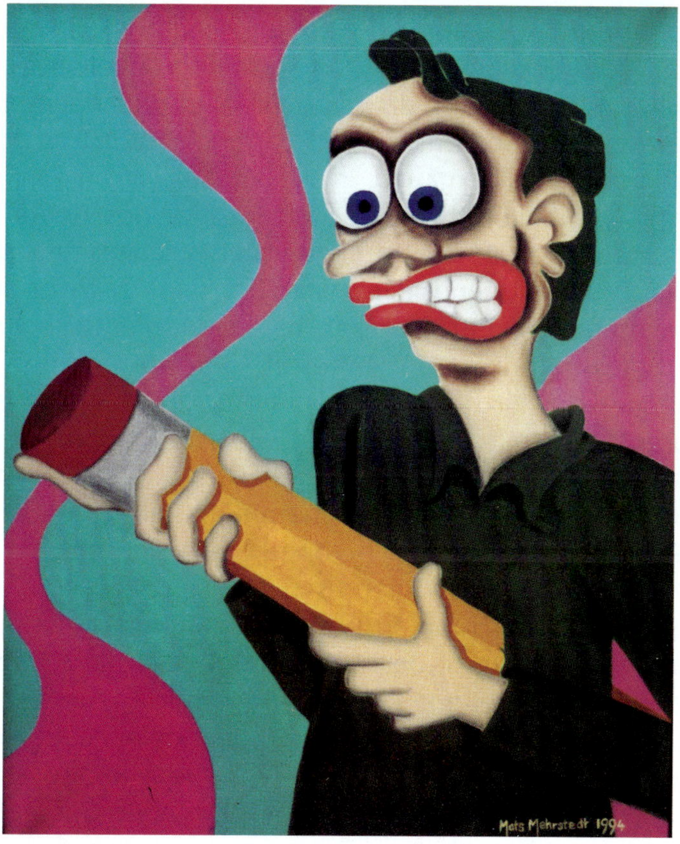

Bei örtlicher Betäubung werden meist knapp 2 ml Flüssigkeit injiziert. Diese Flüssigkeit benötigt am Injektionsort etwas Platz. Daher ist dem umliegenden Gewebe die Möglichkeit zu geben, diesen Platz zu schaffen. Wird die Flüssigkeit zu rasch injiziert, kann das Gewebe sich nicht schnell genug anpassen. Es wird verletzt, es gibt eine kleine Blutung, und als Folge davon haben wir Schmerzen. Berührt die Spritze außerdem noch die Knochenhaut, so ist das für uns besonders schmerzhaft, da die Knochenhaut, von der alle Knochen im Körper bedeckt sind, das schmerzempfindlichste Organ überhaupt im menschlichen Körper ist. Denken Sie nur an den Schmerz, den wir fühlen, wenn uns jemand gegen das Schienbein tritt!

Zu all dem muß es aber gar nicht erst kommen. Die Schmerzen bei der Injektion lassen sich vermeiden. Stellen Sie sich einmal den folgenden Ablauf vor: Ihr Zahnarzt will Ihnen eine Injektion in den rechten Oberkiefer geben, damit er dort für Sie schmerzfrei bohren kann. In diesem Fall wird die Injektion nur in das Zahnfleisch an der Vorderseite des betroffenen Zahnes gegeben. Ihr Zahnarzt kann zuerst die Stelle mit einem Oberflächenbetäubungsmittel einreiben, das er zuvor auf einen Wattebausch aufgetragen hat. Normalerweise haben Betäubungsmittel einen bitteren, unangenehmen Geschmack, aber für die Hautoberfläche gibt es sie in vielen leckeren Geschmacksrichtungen, wie zum Beispiel Kirsche, Erdbeere, Piña Colada, sogar Zuckerwatte oder Pfefferminzschokolade. Danach wartet der Zahnarzt ein wenig ab, bis sein Patient spürt, daß die betupfte Stelle sich taub anfühlt. Nun kann er ein paar Tropfen an dieser Stelle injizieren. Dafür muß er nur einen Millimeter der Nadel durch die Haut führen. Wenn Sie als Patient dabei nicht extrem verkrampft sind und Ihr Zahnarzt vorsichtig dabei vorgeht, werden Sie hinterher nicht sicher wissen, ob der Zahnarzt Ihre Schleimhaut mit der Nadel überhaupt berührt hat oder nicht. Jetzt wird wieder ein Augenblick abgewartet, bis dieser Tropfen auch das Gewebe unter der Haut betäubt hat. Dann kann der Rest des Betäubungsmittels vorsichtig injiziert werden. Da das weiche Gewebe sehr viel schneller taub wird als der Zahn selbst, werden Sie das überhaupt nicht merken.

Als Patient haben Sie die Aufgabe, gemeinsam mit Ihrem Zahnarzt eine angstbefreiende Methode zu wählen. Wenn Sie eine Spritzenphobie haben und häufig ohnmächtig geworden sind, sollten Sie zuerst bei einem Verhaltenstherapeuten ein Training mitmachen. Sollten Sie wegen der Zahnschmerzen keine Zeit dafür haben, kann man Entzündungen mit Hilfe von Antibiotika unterdrücken und Zeit gewinnen oder die Behandlung mit Hilfe von Beruhigungsmitteln durchführen.

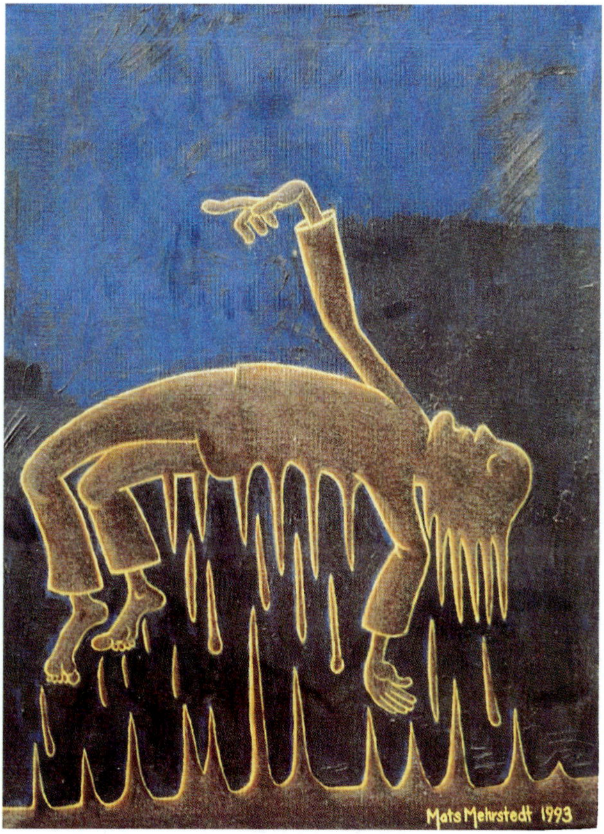

Ängste vor Betäubungsmittelallergien sind unbegründet

Einige Menschen zeigen nach einer örtlichen Betäubung sehr starke unangenehme körperliche Reaktionen. Sie können ohnmächtig werden, sich übergeben, in die Hose machen oder auf eine andere Art die Kontrolle über ihren Körper verlieren. Womöglich bekommen sie Hautausschläge, Fieber oder auch Erstickungsanfälle. Das kann dazu führen, daß Sie nun davon überzeugt sind, an einer Betäubungsmittelallergie zu leiden.

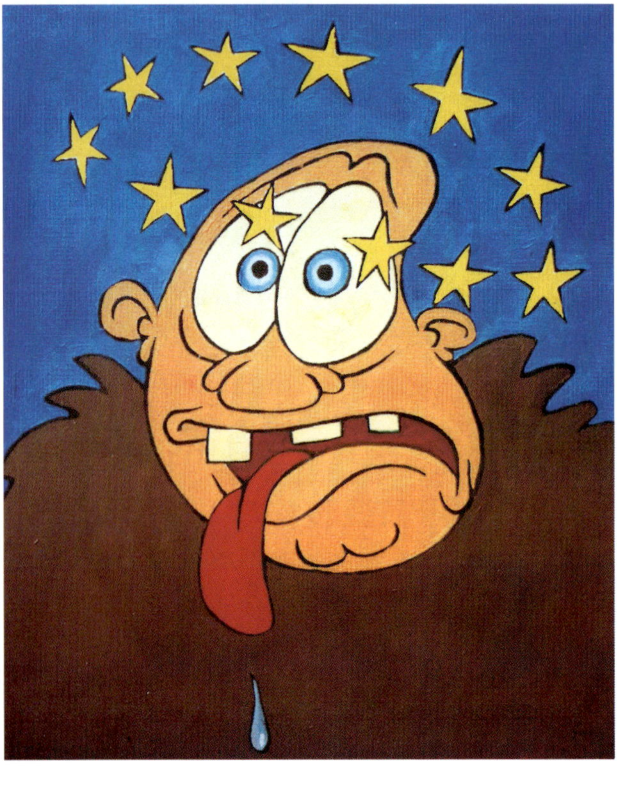

Sie weigern sich daraufhin, unter örtlicher Betäubung behandelt zu werden. Da eine schmerzfreie Behandlung somit unmöglich wird, ist die „natürliche" Konsequenz, daß Sie einer Behandlung ganz fernbleiben. Manchmal ist auch der Zahnarzt dermaßen von dieser heftigen Reaktion beeindruckt, daß er ebenfalls an eine Allergie glaubt. Und wenn er als Fachman dieser Meinung ist, fühlt sich der Patient nur noch mehr bestätigt. Diese Reaktionen sind aber fast ausnahmslos psychischer Natur und haben ihre Ursache in den Zahnbehandlungs- oder Spritzenängsten dieser Menschen. Wirklich allergi-

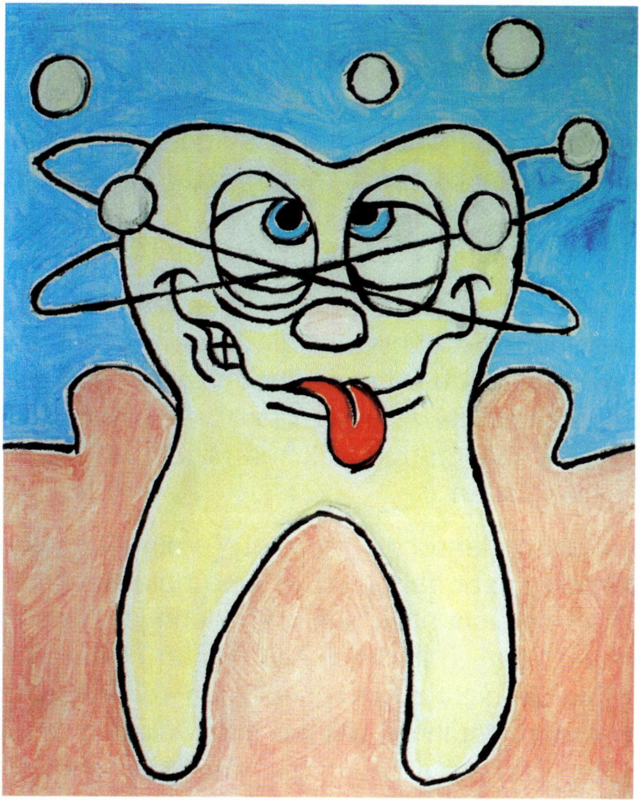

sche Reaktionen auf Betäubungsmittel äußern sich völlig anders. Außerdem sind sie so selten, daß die meisten Zahnärztewährend ihres gesamten Berufslebens niemals eine echte Betäubungsmittelallergie erleben. Für das am weitesten verbreitete zahnärztliche Betäubungsmittel, Lidocain, kann man nicht einmal mit Sicherheit sagen, ob es überhaupt jemals einen einzigen bewiesenen Fall von Allergie gegeben hat.

Viele örtliche Betäubungsmittel enthalten Adrenalin. Dies ist die gleiche Substanz, die Ihr Körper produziert, wenn Sie aufgeregt sind. Das Adrenalin soll die Blutgefäße in dem betäubten Gebiet zusammenziehen. Es dauert deshalb etwas länger, bis das taube Gefühl abgebaut wird. Manchmal kann es vorkommen, daß etwas vom eingespritzten Adrenalin in ein Blutgefäß gerät, es dann kurze Zeit darin zirkuliert und das Gefühl aufkommt, irgendetwas Ungewöhnliches würde passieren. Dies ist aber nicht gefährlich, und es geht schnell vorbei. Wenn man aber vorher schon aufgeregt war, kann man auf den Gedanken kommen, daß man dabei ist, ohnmächtig zu werden oder gar zu sterben. Sie können den Zahnarzt bitten, ein adrenalinfreies Betäubungsmittel zu benutzen.

Sollten ausgerechnet Sie zu den wenigen Menschen gehören, die tatsächlich eine echte Allergie gegen Betäubungsmittel haben, so ist es doch sehr unwahrscheinlich, daß sie gegen alle Betäubungsmittel allergisch sind. Mit einem Allergietest läßt sich herausfinden, bei welchen Mitteln Sie keine allergische Reaktion zeigen.

Für die meisten Menschen, die diese unangenehmen Reaktionen einmal erlebt haben, ist es eine gute Nachricht zu erfahren, daß sie nicht allergisch sind. Wenn jetzt noch vermieden werden kann, daß Sie in Situationen hineingezwungen werden, die Sie nicht mehr kontrollieren können, und Sie jemanden finden, der Ihnen hilft, mit Ihren Ängsten umzugehen, können Sie sich darauf freuen, nie wieder Schmerzen bei Ihren Zahnarztbesuchen empfinden zu müssen.

Bohren mit Musik und Videobrille

Der Bohrer und das Geräusch des Bohrers lösen bei sehr vielen Menschen Angst aus. Für viele ist das Geräusch des Bohrers unerträglich. Manche Menschen müssen sogar das Zimmer verlassen, wenn sie dieses Geräusch aus dem Fernseher hören. Die Ursache für dieses Unbehagen ist natürlich nicht das Geräusch selbst, sondern es sind die Gedanken und Gefühle, die das Geräusch auslöst. Sie haben gelernt, daß dieses Geräusch mit großer Wahrscheinlichkeit einen fürch-

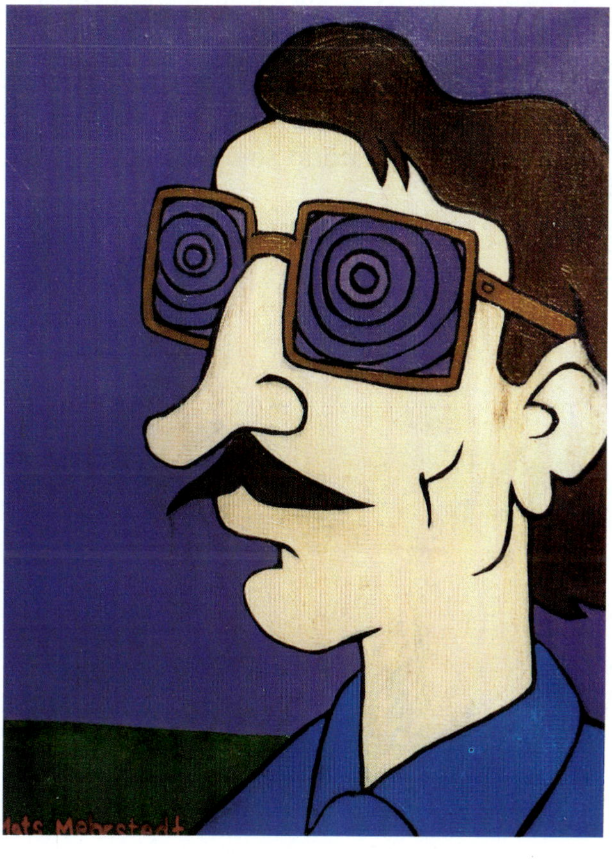

terlichen Schmerz ankündigt, der kurz darauf einsetzt. Das beruht meist auf tatsächlichen Erfahrungen, auch wenn Sie die genauen Einzelheiten nicht mehr erinnern können. Oder Sie erinnern sich an Erzählungen und Filme, in denen solche Szenen vorkamen.

Eine einfache Möglichkeit zum Angstabbau ist, daß Sie sich einfach Kopfhörer aufsetzen, während der Zahnarzt an Ihren Zähnen bohrt. Dabei können Sie die Musik so laut drehen, bis Sie den Bohrer nicht mehr hören. Selbstverständlich können Sie Ihre eigene Musik zum Zahnarzt mitbringen. Bei einigen Zahnärzten besteht auch die Möglichkeit, sich eine Videobrille aufzusetzen, was vielleicht noch wirkungsvoller von den Behandlungsgeräuschen ablenkt.

Lösen läßt sich diese Angst im Laufe der Zeit, indem Sie wiederholt die Erfahrung machen, daß dieses Geräusch eben nicht mit Schmerzen verbunden sein muß. Die Angst vergeht von alleine.

Wie kann man sich beim Zahnarzt entspannen?

Ein mentales Training (s. S. 62) mit dem Ziel, Ängste unter Kontrolle zu bringen, kann zwar auch ohne Entspannungsübungen durchgeführt werden. Es ist jedoch in den meisten Fällen einfacher, wenn man vorher mindestens eine dieser Übungen gründlich gelernt hat. Das wird Ihnen eine große Hilfe sein, wenn Sie sich daran machen, Übungen mit imaginären Zahnbehandlungen durchzuführen, oder wenn Sie mit den „tatsächlichen" Zahnbehandlungen anfangen.

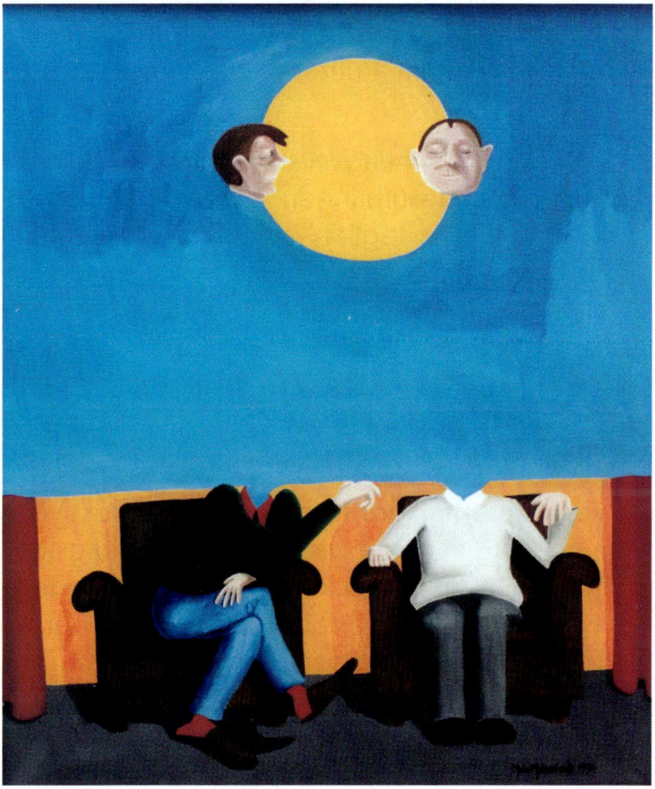

Man kann nicht gleichzeitig Angst und Entspannung spüren. Deshalb kann es hilfreich sein, wenn man eine Entspannungsmethode so gut gelernt hat, daß man damit Angstgefühle verdrängen kann. Dies setzt natürlich gleichzeitig voraus, daß der Zahnarzt die Behandlung erträglich gestaltet. Wir erwarten ja nicht, daß Sie eine schmerzhafte Behandlung entspannt über sich ergehen lassen werden. Aber Ängste lassen sich mit Hilfe von Entspannungsübungen unter Kontrolle bekommen. Man ist den verschiedenen Angstreaktionen nicht hilflos ausgeliefert, sondern kann wirklich etwas dagegen tun.

Auch wenn Ihr Zahnarzt die Behandlung schmerzfrei gestaltet und Ihnen die Möglichkeit bietet, ein Gefühl von Kontrolle zu haben, gibt es freilich manchmal immer noch autonome Angstreaktionen z.B. in Form von Herzklopfen oder Katastrophengedanken, die mit früheren Erfahrungen zusammenhängen.

Wenn Ihnen die Entspannung wirklich etwas bringen soll, müssen sie etwas Disziplin aufbringen und die Übungen über einen längeren Zeitraum täglich durchführen. Es reicht nicht, wenn Sie sich drei- oder viermal eine Viertelstunde lang hinsetzen. Sollten Sie aber die nötige Geduld haben, eine oder mehrere dieser Techniken zu erlernen, dann werden Sie recht schnell merken, wie hilfreich diese sein können – und zwar nicht nur bei der Bewältigung von Zahnbehandlungsängsten, sondern auch in vielen anderen Bereichen Ihres Lebens.

Progressive Muskelentspannung.– Die Progressive Muskelentspannung ist die heute vielleicht am häufigsten angewandte Entspannungsmethode. Schon 1938 wurde sie von Jacobson in Chicago vorgestellt. Man geht dabei wie folgt vor: Machen Sie mit der rechten Hand eine Faust, ballen Sie dann einige Sekunden lang Ihre Faust so fest zusammen, wie es Ihnen möglich ist, und konzentrieren Sie sich auf das Gefühl in der Faust. Anschließend entspannen Sie die Faust wieder und konzentrieren sich auf das Gefühl, das sich nun einstellt. Dann machen Sie das gleiche mit Ihrer linken Hand. Danach können Sie der Reihe nach die anderen Muskeln Ihres Körpers anspannen und wieder entspannen. Die Reihenfolge dabei ist unwesentlich. Machen Sie es so, wie Sie es für richtig halten.

Autogenes Training.– Eine andere Entspannungstechnik, die noch älter ist als die vorher beschriebene Übung, ist das Autogene Training. Sollten Sie schon einmal ein Buch darüber gelesen haben, so sind Sie vielleicht der Meinung, diese Technik sei etwas zu kompliziert für Sie. Möglicherweise

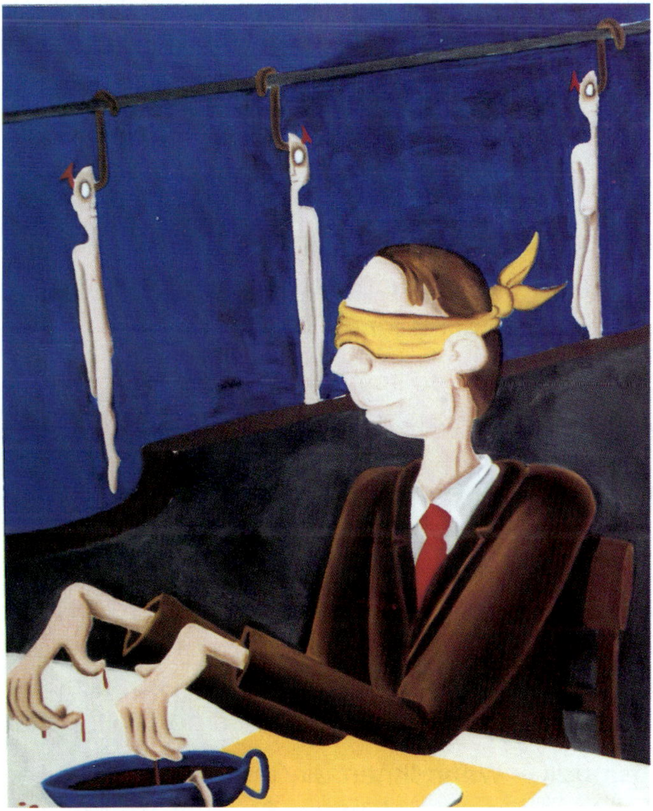

liegt das daran, daß es damals in den 20er Jahren, als diese Technik eingeführt wurde, noch keine Kassettenrekorder gab. Mit deren Hilfe läßt sich Autogenes Training heutzutage wesentlich einfacher und auch schneller erlernen. Die sechs Standardübungen des Autogenen Trainings sind:

1. Schwere. Geben Sie sich selbst die Anweisung: "Mein rechter Arm fühlt sich angenehm schwer an." Wenn das Gefühl der Schwere sich regelmäßig einstellt, dabei stärker empfunden wird und sich auf andere Körperteile ausdehnt, kann man einen Schritt weitergehen und den linken Arm, beide Arme, das rechte Bein, das linke Bein, beide Beine etc. mit einbeziehen.

2. Wärme. "Mein rechter Arm ist angenehm warm." Die weitere Vorgehensweise ist die gleiche wie bei Punkt 1.

3. Herzrhythmus. "Mein Herz schlägt ruhig und gleichmäßig." Alternativ können Sie sich auch einfach nur auf Ihren Herzschlag konzentrieren.

4. Atmung. "Mein Atem ist ruhig, es atmet mich." Alternativ konzentrieren Sie sich auch einfach nur auf Ihren Atem.

5. Innere Wärme. "Der Solar plexus ist angenehm warm."

6. Stirn. "Meine Stirn ist angenehm kühl."

Jeder dieser Schritte sollte täglich mindestens eine Woche lang geübt werden – auch bei der modernen verkürzten Version.

Meditation.– Bei dieser Methode sitzen Sie mit geschlossenen Augen und halten ihren Kopf, Hals und Rücken in einer geraden Linie. Nach einiger Zeit wird Ihnen Ihr Körper immer weniger bewußt. Einige dieser Techniken setzen das ständige Wiederholen eines "Mantras" voraus, andere Techniken empfehlen, daß Sie sich von jeglichen Gedanken befreien oder sich auf verschiedene Teile Ihres Körpers konzentrieren.

Lieblingsmusik.– Wenn Ihnen die bisherigen Techniken nicht zugesagt haben sollten, können Sie sich vielleicht einfach hinsetzen und Ihre Lieblingsmusik hören oder auch selbst ein Instrument spielen. Schließen Sie dabei Ihre Augen und konzentrieren Sie sich nacheinander auf verschiedene Körperteile. Sollten Sie zum Beispiel gerade Gitarre spielen, können Sie Ihre Hände die Gitarre spielen lassen, während der Rest des Körpers sich entspannt. Beobachten Sie mit Ihrem inneren Auge, was passiert, und merken Sie sich diese Erfahrung.

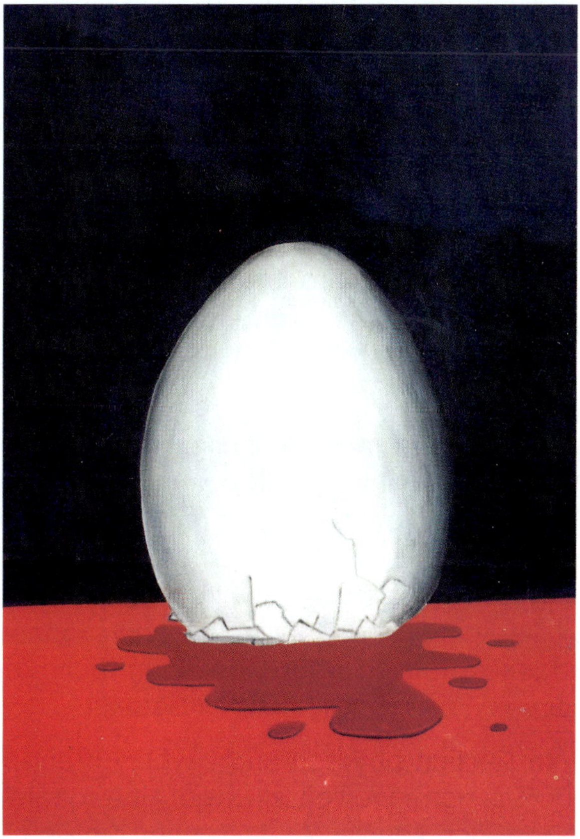

Mentales Training zur Kontrolle Ihrer Zahnbehandlungsängste

Manche Menschen haben Angst vor Spinnen, obwohl sie wissen, daß diese harmlos sind. Es gibt also offensichtlich Vorgänge im Gehirn, die diesen Menschen nicht bewußt sind, denen zufolge es aber sinnvoll zu sein scheint, Angst vor Spinnen zu haben. Das gleiche gilt auch für Zahnbehandlungsängste. Oft ist nicht die Zahnbehandlung selbst so sehr das Problem, sondern was man darüber denkt. Jemand, der Zahnbehandlungsängste hat, kann leicht in einen Teufelskreis geraten, in dem seine Ängste scheinbar immer wieder bestätigt werden.

Wenn Spitzensportler trainieren, um Goldmedaillen zu gewinnen oder Weltrekorde zu brechen, wird für das Erreichen dieser Ziele oft das mentale Training zum ausschlaggebenden Faktor. Diese Kenntnisse können auch Sie zur Kontrolle Ihrer Zahnbehandlungsängste einsetzen. Eine der Möglichkeiten besteht beispielsweise darin, sich ein Bild von dem Ziel, das Sie erreichen wollen, vorzustellen. Eine solche Übung umfaßt die folgenden Schritte:

1. Entspannung: Wie man sich entspannt, wissen Sie zwar bereits, doch ist es wichtig, noch einmal daran zu erinnern, daß dies regelmäßig geübt werden muß. Es muß Ihnen bewußt sein, was Sie genau bei diesen Entspannungsübungen machen. Auf Seite 57 ff. habe ich Ihnen einige Techniken genannt, wie Sie Körper und Geist entspannen können. Sollten Ihnen Autogenes Training oder Meditationstechniken bereits bekannt sein, wird dies nichts Neues für Sie sein.

2. Nachdem Sie sich physisch und psychisch entspannt haben, stellen Sie sich innerlich vor, wie eine ideale Zahnbehandlung aussehen könnte. Zuerst können Sie sich einen Be-

kannten vorstellen, der ruhig und entspannt beim Zahnarzt auf dem Stuhl sitzt und von ihm behandelt wird. Der Patient ist mit der Behandlung zufrieden und hat keine Schmerzen. Danach steht er auf und unterhält sich freundlich mit dem Zahnarzt. Anschließend stellen Sie sich selbst in der gleichen Szene vor. Sollten Sie dabei ein unangenehmes Gefühl bekommen, können Sie das Bild einfach ausblenden und sich wieder auf die Entspannungsübung konzentrieren.

3. Führen Sie die gleiche Übung noch einmal durch, wobei Sie wieder selbst der Patient sind. Überlassen Sie sich bei dieser Übung, so weit es geht, Ihrem Körper. Versuchen Sie, so

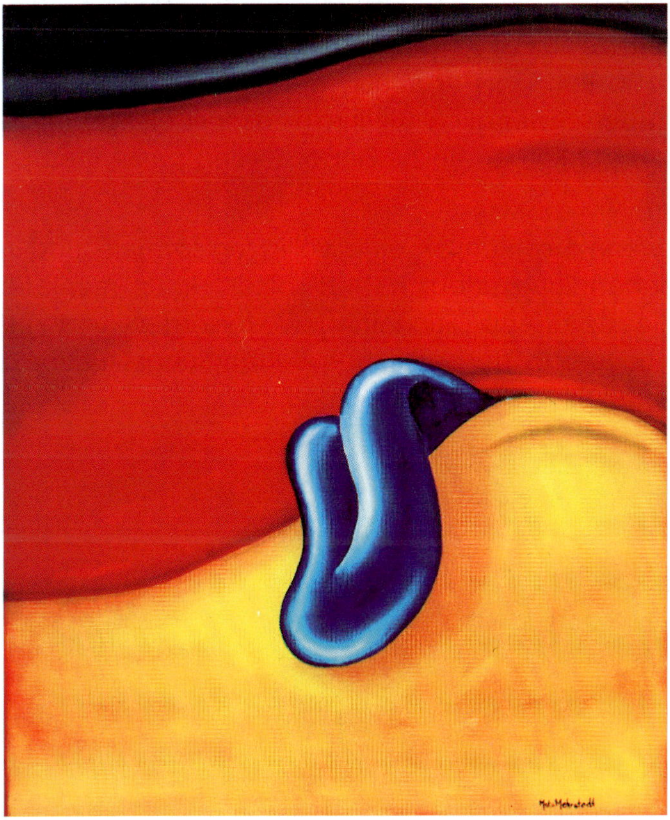

wenig gesprochene Anweisungen wie möglich zu geben. Nehmen Sie die Sicherheit, mit der Sie in der vorgestellten Szene agieren, und die freundliche Atmosphäre, die während der Unterhaltung vorherrscht, in sich auf. Und noch einmal zur Erinnerung: Sollten Sie sich dabei unwohl fühlen, dann konzentrieren Sie sich wieder auf die Entspannungsübungen. Sie können, wenn Sie es wollen, jederzeit die Augen öffnen, und das Zahnarztbild wird wieder verschwinden. Bei Übungen dieser Art ist es wichtig, daß man keine negativen Bilder zuläßt. Deshalb sollten Sie Ihre Bilder immer positiv beschreiben. Sagen Sie also nicht: "Ich habe keine Angst." Sagen Sie stattdessen lieber: "Ich bin ruhig, ich fühle mich sicher, meine Hände sind ganz still."

4. Teilen Sie Ihrem Körper mit, wie er sich zu verhalten hat. Sagen Sie ihm, was er richtig gemacht hat. Loben Sie sich selbst überschwenglich für Ihre Fortschritte. Das trägt dazu bei, daß der Körper die zur Zielvorstellung passenden Gefühle findet.

Auch wenn Sie niemals eine völlig entspannte und ruhige Zahnbehandlung erlebt haben sollten, kann mentales Training Sie mit diesen „Erinnerungen" versorgen, und das wird Ihnen helfen, in der wirklichen Behandlungssituation ein sicheres Gefühl zu bekommen.

Vertrauen in den Zahnarzt ist notwendig, um entspannen zu können

Wenn Sie Angst vor Zahnbehandlungen haben, ist es wahrscheinlich auch so, daß Sie schmerzhaften Erfahrungen gegenüber besonders aufmerksam sind, wodurch Sie leicht verkrampfen können. Verkrampfungen können jedoch dafür sorgen, daß das Gehirn die Informationen nicht richtig einordnet und man deshalb Schmerzen spürt, obwohl es sich eigentlich nur um eine leichte Berührung handelt. Um dies än-

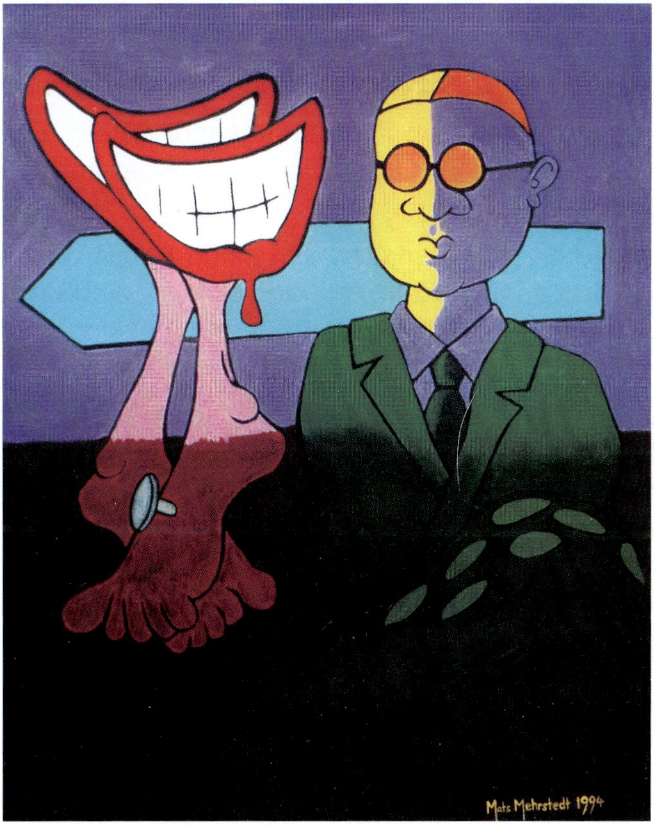

dern zu können, ist es wichtig, daß man sich entspannen kann, damit die Gedanken klar bleiben und das Gehirn ankommende Informationen ruhig und korrekt verarbeiten kann. Um während der Zahnbehandlung entspannen zu können, müssen Sie auch lernen, dem Zahnarzt zu vertrauen. Dies ist vielleicht nicht einfach, aber es ist der erste und wichtigste Schritt. Bevor Sie diesen Schritt nicht vollzogen haben, macht es wenig Sinn, mit den nächsten Schritten anzufangen.

Eigentlich stellt dieser erste Schritt höhere Anforderungen an den Zahnarzt als an den Patienten. Sie selbst können aber auch etwas tun, um herauszufinden, ob Sie dem Zahnarzt vertrauen können. Sollten Sie das Gefühl haben, Sie schaffen es nicht alleine, dann bitten Sie jemanden, Ihnen dabei zu helfen.

Vertrauensbildende Schritte vor der Behandlung sind:

1. Finden Sie heraus, ob in Ihrem Bekanntenkreis jemand einen Zahnarzt kennt, der besonders einfühlsam und verständnisvoll ist.

2. Wenn Sie die Praxis anrufen, um einen Termin zu vereinbaren, fragen Sie die Helferin, ob der Zahnarzt sich um Patienten, die Angst vor Zahnbehandlungen haben, besonders kümmert.

3. Wenn Sie einen Termin vereinbaren, fragen Sie, ob es möglich ist, daß beim ersten Treffen keine Zahnbehandlung stattfindet. Fragen Sie, ob Sie den Zahnarzt treffen können, um mit ihm darüber zu sprechen, wie er Ihnen dabei helfen könnte, Ihre Ängste zu überwinden. Fragen Sie, ob sie zu dem Termin eine Begleitperson zur Unterstützung mitbringen dürfen. Sollten Sie mit den Antworten auf diese Fragen nicht zufrieden sein, rufen Sie einen anderen Zahnarzt an.

4. Wenn Sie es für nötig halten, fragen Sie Ihren Zahnarzt auch nach einem zweiten Termin, bei dem Sie nur auf dem Zahnarztstuhl sitzen, um so zu lernen, in dieser Situation ruhig

zu bleiben. Vielleicht könnte es auch hilfreich sein, wenn der Zahnarzt Ihnen erlaubt, das Pfeiffen und Surren des Bohrers zu hören, während Sie Entspannungsübungen durchführen.

5. Fragen Sie Ihren Zahnarzt, ob er Ihnen die Behandlung vorher erklärt, damit Sie die Möglichkeit haben, sich gründlich darauf vorzubereiten. Den meisten Menschen mit Zahnbehandlungsängsten hilft es, wenn ihnen vorher mitgeteilt wird, was beim nächsten Termin auf sie zukommt. Auf diese Weise können sie sich seelisch darauf vorbereiten und brauchen sich nicht vor etwas zu fürchten, das gar nicht passieren wird.

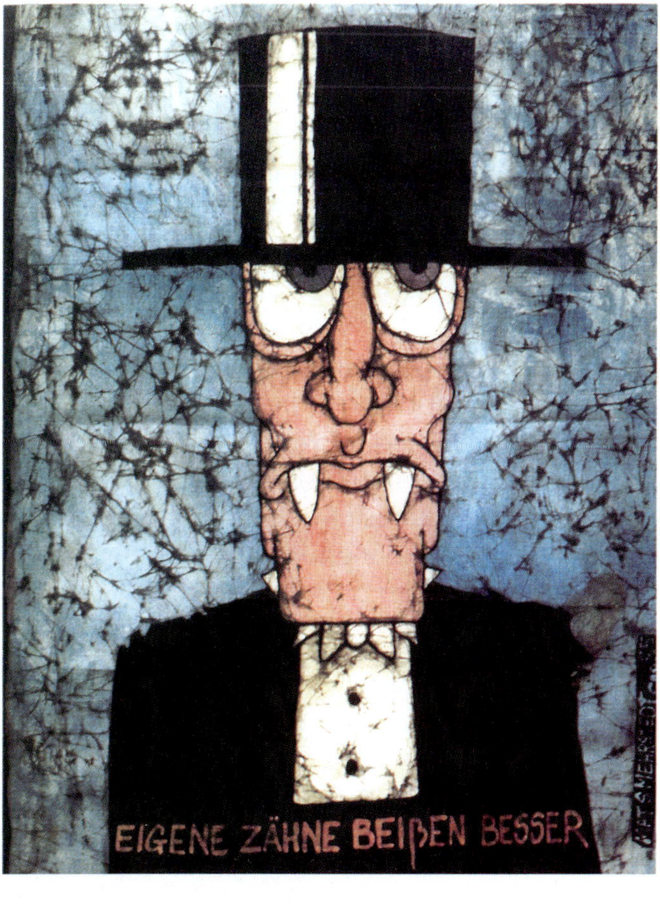

6. Wenn Sie fürchten, die vom Zahnarzt vorgeschlagene Behandlung könnte Sie überfordern, dann sagen Sie es ihm. Nach dem Prinzip der schrittweisen Behandlung ist es hilfreich, mit etwas Einfacherem anzufangen. Danach haben Sie bestimmt mehr Selbstvertrauen und denken nun auch über die schwierigeren Behandlungsabschnitte anders.

7. Fragen Sie den Zahnarzt nach Alternativen. Oft genug gibt es mehr als eine Möglichkeit, ein Problem zu lösen, und auch für den Zahnarzt kann es nützlich sein, noch einmal nachzudenken und seine Kreativität zu nutzen. Im allgemeinen gibt es in der Zahnmedizin kaum Dinge, die sofort geregelt werden müssen, außer vielleicht der Rechnung. Sie können immer um Zeit bitten, um sich vorbereiten zu können. Einige Behandlungsvorschläge lösen vielleicht zuviel Angst bei Ihnen aus oder erscheinen Ihnen zu teuer, es fällt Ihnen aber womöglich schwer, dies direkt anzusprechen. Mit einem guten Zahnarzt sollten Sie solche Punkte jederzeit besprechen können.

Vertrauensbildende Schritte während der Behandlung sind:

1. Testen Sie, ob Ihr Zahnarzt sein Versprechen einhält. Unterbrechen Sie die Behandlung gelegentlich mit dem vereinbarten Signal, um zu sehen, ob er darauf eingeht. Sie sollten es natürlich nicht übertreiben, aber wenn Sie das System einige Male erfolgreich getestet haben, haben Sie Gewißheit, daß es funktioniert und können so viel entspannter sein. Das ist für Sie selbst und für Ihren Zahnarzt eine gute Hilfe.

2. Nur weil Sie „A" gesagt haben, müssen Sie nicht auch „B" sagen. Vergewissern Sie sich am besten schon vor der Behandlung, daß der Zahnarzt Ihre Ängste versteht und sie auch respektiert. Es nützt Ihnen nichts, wenn Sie sich selbst überfordern: Wenn Sie sich mit dem Zahnarzt auf eine bestimmte Behandlung geeinigt haben, und Sie stellen während der Behandlung fest, daß es Sie doch überfordert, sagen Sie es ihm.

Sie brauchen sich nicht dafür zu schämen. Jeder kann einmal einen schlechten Tag haben. Vielleicht haben Sie auch nicht genau verstanden, was bei Ihnen gemacht werden sollte. Vereinbaren Sie einen neuen Termin!

3. Auch wenn Sie vielleicht gerne alles so schnell wie möglich hinter sich bringen möchten, sind Sie meist gut beraten, sich die Behandlung in mehrere kleine Schritte einzuteilen. Wenn Sie versuchen, Behandlungen auszuhalten, obwohl diese eigentlich extreme Angstgefühle bei Ihnen auslösen, werden Sie Ihre Ängste nur verschlimmern. Damit Ihre Ängste weniger und erträglicher werden, brauchen Sie etwas Geduld.

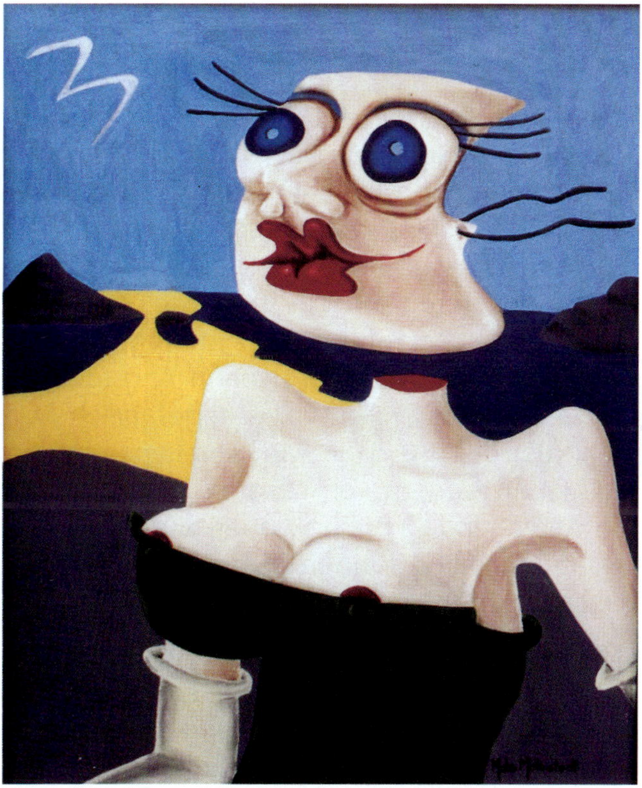

Wie man Katastrophengedanken unter Kontrolle bringt

Ängste führen oft dazu, daß man das Schlimmste erwartet. Manchmal ist es der ängstlichen Person zwar bewußt, daß diese belastenden Erwartungen übertrieben sind, manchmal aber auch nicht. Oft führen die eigenen Körperreaktionen dazu zu glauben, daß diese Erwartungen der Realität entsprechen. Viele ängstliche Menschen befürchten, die Angst könnte so stark werden, daß sie einen körperlichen oder psychischen Zusammenbruch zur Folge hat. Solche Ängste führen dann oft dazu, daß diese Menschen sehr verkrampfen, und es könnte sein, daß sie hyperventilieren oder die Luft anhalten, ohne daß ihnen dies bewußt wird.

Wir machen jetzt ein kleines Experiment, um zu sehen, wie Hyperventilation Angstgefühle verursacht und einen unmittelbaren Zusammenbruch befürchten läßt. Halten Sie dafür die Hände vor das Gesicht und atmen Sie schnell und flach. Sie werden bald merken, daß dies ein Schwindelgefühl bei Ihnen auslöst. Das liegt daran, daß Ihr Gehirn nicht genug Sauerstoff bekommt und deshalb das Herz anfängt, sehr schnell zu schlagen. Dies allein verursacht schon Angstgefühle, auch wenn die Situation eigentlich völlig ungefährlich ist. Es dem Gefühl sehr ähnlich, das wir in Paniksituationen haben. In solchen Situationen werden von unserem Unterbewußtsein automatisch Angst- und Fluchtreaktionen ausgelöst, weil wir irrtümlich glauben, wir befänden uns in einer lebensbedrohlichen Situation.

Wenn Ihnen diese Mechanismen bekannt sind, wird es leichter, sie zu kontrollieren. Natürlich müssen Sie auch einen Zahnarzt haben, dem Sie vertrauen können, und ein Signalsystem mit ihm vereinbart haben, das auch funktioniert. Denken Sie auch daran, daß Sie sich wegen Ihrer Ängste nicht zu schämen brauchen. Unter den gegebenen Umständen bzw. wie sie von Ihnen wahrgenommen werden, sind dies natürliche Reaktionen. Um Ihre Probleme lösen zu können, müssen Sie sich ihnen stellen, mehr über sie lernen und dann etwas dagegen unternehmen. Der Zahnarzt sollte Ihnen dabei behilflich sein.

Zuerst sollten Sie versuchen zu verstehen, wie Ihre belastenden und unangenehmen Gedanken entstehen. Achten Sie darauf, was genau Sie denken, warum und wann diese Gedanken auftreten. Vielleicht stellen Sie fest, daß Sie auf einige körperliche Empfindungen übertrieben reagieren:

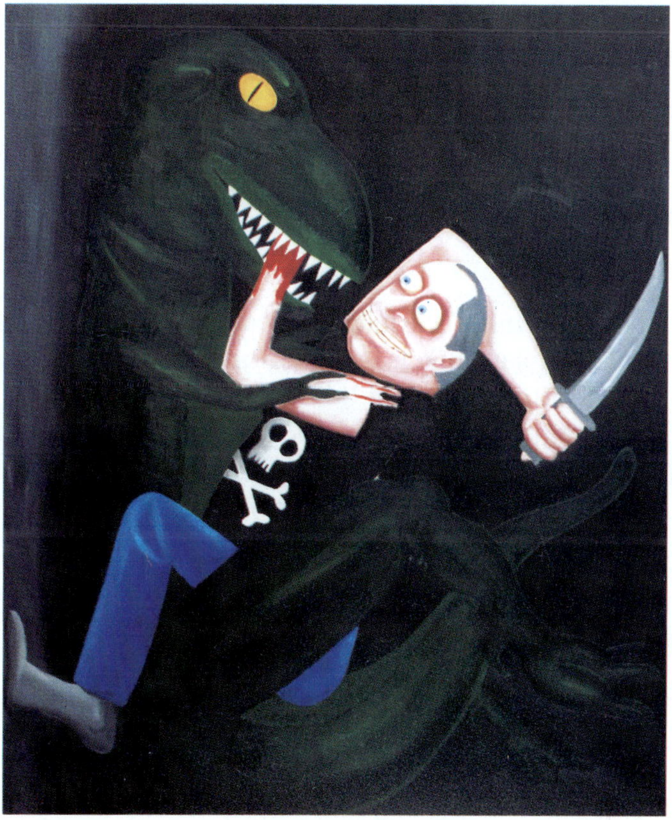

1. Wenn Ihr Herz beginnt, sehr schnell zu schlagen, denken Sie vielleicht: "Ich werde einen Herzanfall bekommen! Ich werde einen Schlaganfall bekommen!"

2. Wenn Sie das Gefühl haben, Sie können nicht mehr atmen, denken Sie vielleicht: "Ich werde ersticken! Ich werde sterben! Ich kann nicht mehr atmen!"

3. Wenn Sie das Gefühl haben, daß Sie die Kontrolle völlig verloren haben, denken Sie vielleicht: "Ich werde den Verstand verlieren! Ich werde mich blamieren!"

4. Wenn Ihnen schwindlig wird, denken Sie vielleicht: "Ich werde ohnmächtig!"

Stoppen Sie sich dann selbst, und stellen Sie sich einige Fragen, wie zum Beispiel:

Warum denke ich das jetzt?

Ist das wirklich angemessen?

Möchte ich das wirklich denken?

Warum tue ich mir das an?

Sie können sich auch dadurch helfen, daß Sie sich selbst mit positiven Gedanken unterstützen. Sagen Sie nicht: "Ich werde keine Angst haben", weil Ihr Unterbewußtsein mit Negationen Schwierigkeiten hat. Versuchen Sie, positive Formulierungen zu finden. Am besten sind Bilder, die Sie sich vorstellen können und die Ihnen angenehm sind. Einige Beispiele für positive Gedanken sind:

"Ich habe, was ich brauche, um diese Situation in den Griff zu bekommen!"

"Ich bin stark, ich habe die Kontrolle!"

"Mein zahnärztliches Selbstvertrauen ist hart wie Stahl!"

"Diese körperlichen Wahrnehmungen sind zwar unangenehm, aber sie sind harmlos, und ich kann sie kontrollieren!"

Sie können sich auch auf angenehme Situationen oder Ereignisse konzentrieren, um sich von der Zahnbehandlung abzulenken. Wenn Ihr Zahnarzt Erfahrung mit Hypnose oder Entspannungsübungen hat, könnte er Ihnen damit helfen. Sie können aber auch eine eigene Kassette mitbringen, auf die Sie positive Sätze gesprochen haben. Einige Menschen beschäftigen sich während der Behandlung auch damit, Mathematik-Aufgaben zu lösen, philosophische Fragen zu beantworten oder von 500 rückwärts zu zählen. Weitere nützliche Entspannungsübungen sind das Konzentrieren auf die Bauchatmung oder, wenn die Katastrophengedanken auftauchen, einfach das Wort "Stop!" zu denken.

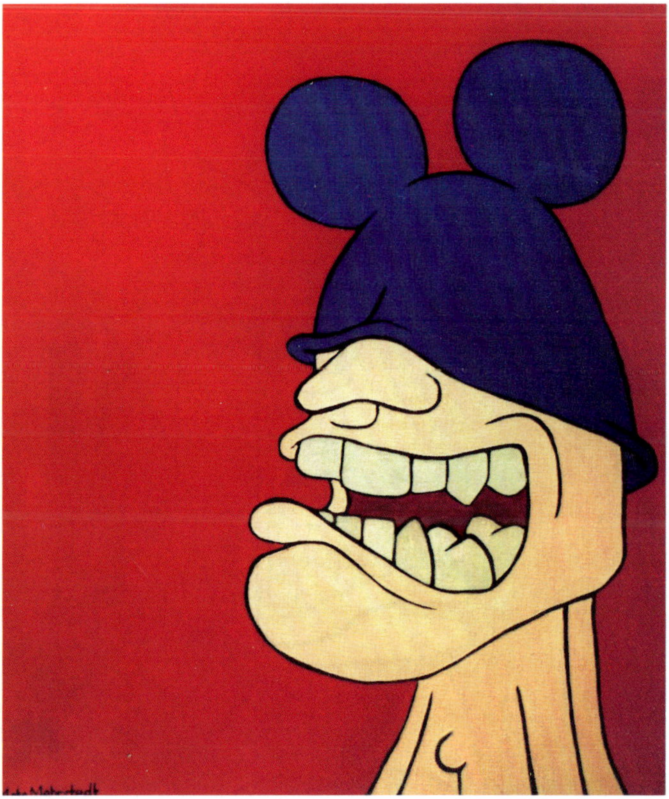

Sollten Sie tatsächlich unter starken Panikattacken leiden, dann sind oder waren Sie deshalb wahrscheinlich in Behandlung oder bekommen entsprechende Medikamente. Es gibt aber auch einige Dinge, die Sie selbst machen können, um diese Attacken unter Kontrolle zu bekommen:

1. Regelmäßiges Üben von Tiefenentspannung (s. S. 57 ff.).

2. Regelmäßige körperliche Betätigung.

3. Nehmen Sie keine Stimulantien (Kaffee, Zucker, Nikotin zu sich.

4. Lernen Sie, Ihre Gefühle zu akzeptieren und auszudrücken, insbesondere Wut und Trauer.

5. Lernen Sie, Selbstvertrauen aufzubauen und sich selbst zu mögen.

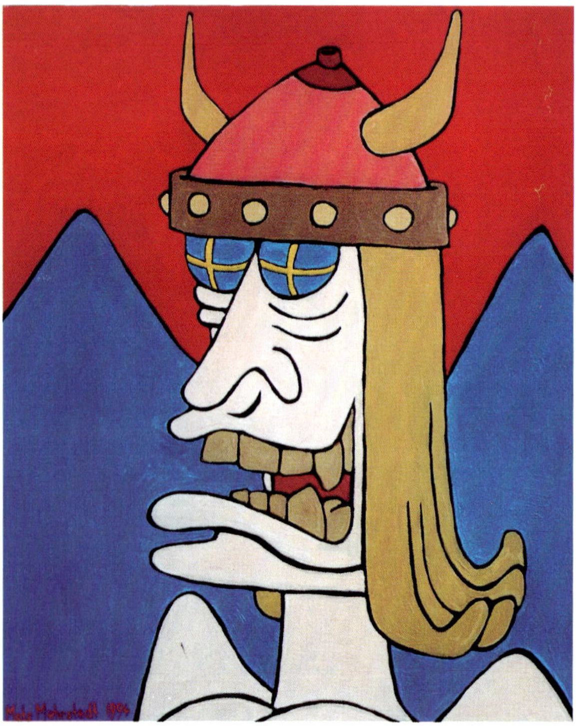

Gefühle von Scham und Schuld sind unbegründet

Viele Menschen, die unter Zahnbehandlungsängsten leiden, schämen sich dafür, daß ihre Zähne so schlecht geworden sind, ohne etwas dagegen unternommen zu haben. Sie denken manchmal, sie würden die schlechtesten Zähne im ganzen Land haben, und glauben, der Zahnarzt habe so etwas bisher wohl noch nie gesehen. Oft haben sie auch Angst davor, daß ihnen der Zahnarzt beim Anblick ihrer Zähne Vorwürfe macht und mangelnde Zahnhygiene vorhält. Und manchmal geschieht dies ja leider auch tatsächlich!

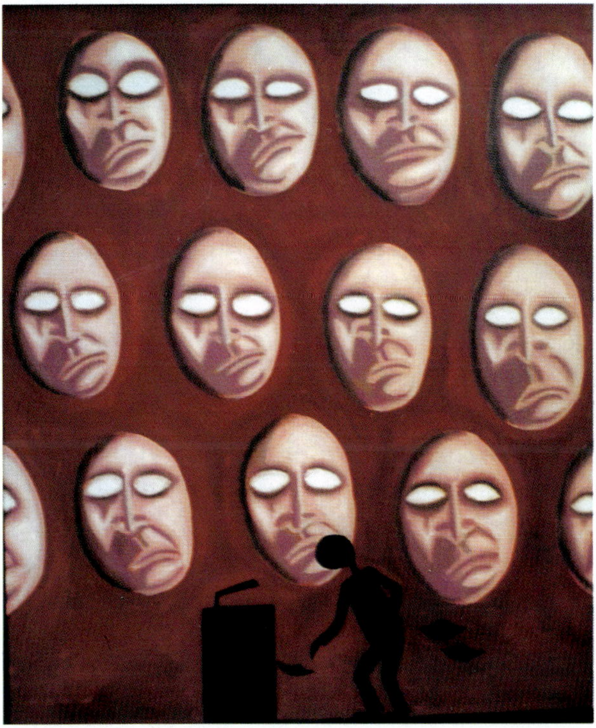

Wer sich näher mit diesen Ängsten beschäftigt, weiß, daß der Patient meist die geringste Schuld an deren Entstehung trifft. Ein Beispiel: Kann ein Kind auf dem Behandlungsstuhl nicht still sitzen oder will den Mund nicht aufmachen, weil es nicht weiß, was passieren wird, oder weil es Angst vor Schmerzen hat, dann wird ihm vorgeworfen, es verhalte sich nicht richtig und solle sich schämen - ein Vorwurf, der Langzeitwirkung haben kann. Es gibt keinen Grund, sich seiner Ängste zu schämen - und am wenigsten dann, wenn ein Zahnarzt für die Ängste verantwortlich ist! Wenn sich in diesem Fall jemand schämen sollte, dann ist es wohl der Zahnarzt.

Viele Kinder, die beobachtet haben, daß Erwachsene Angst haben, zum Zahnarzt zu gehen, können besondere Schwierigkeiten haben, mit Zahnbehandlungen fertig zu werden. Manchmal werden auch Kinder erst dann zum Zahnarzt gebracht, wenn sie schon Zahnschmerzen haben. Sie bekommen dann keine Gelegenheit, ein Gefühl von Kompetenz und Selbstvertrauen in dieser Situation aufzubauen, und sie werden auch häufig nicht ausreichend über Sinn und Zweck der Behandlung informiert. Nicht alle Zahnärzte sind mit genügend Kenntnissen ausgestattet, um gut mit Kindern umgehen zu können, vor allem nicht, wenn diese die Behandlung verweigern.

Es gibt allgemeingültige Regeln in der Gesellschaft dafür, wie Menschen sich untereinander verhalten sollten. Meistens sind es ungeschriebene Regeln, aber sollte man Leute auf der Straße fragen, würden die meisten sich ganz einig sein, wie diese Regeln aussehen und daß sie richtig sind. Manchmal bekommt man aber den Eindruck, daß Zahnärzte zumindest vorübergehend vergessen haben, daß es diese Regeln gibt.

Angst ist, wie schon gesagt, ein Abwehrmechanismus. Wenn wir bedroht werden oder uns Schmerzen zugefügt werden, reagieren wir damit, daß wir fliehen oder uns zur Wehr setzen. Und wir vermeiden diese gefährlichen Situationen in der Zukunft, wenn es irgend möglich ist. Alle Menschen (und Tiere) reagieren auf diese Weise. Wenn Ängste sehr stark geworden sind, ist es oft schwierig, alleine etwas dagegen zu unternehmen. Man braucht Unterstützung dafür. Wenn Sie nicht genug Unterstützung gehabt haben, ist das nicht allein Ihre Schuld.

Es gibt vielleicht 10 bis 15 Millionen Menschen in Deutschland, die ähnliche Probleme mit Zahnbehandlungen haben. Sie sind nicht allein. Das hat nichts mit Feigheit und Charakterschwäche zu tun. Die meisten traumatisierten Menschen reagieren mit Vermeidungsverhalten, und wer besonders schwere Zeiten durchgemacht hat, ist verletzbarer als andere. Die ist mit Sicherheit kein Grund, sich zu schämen.

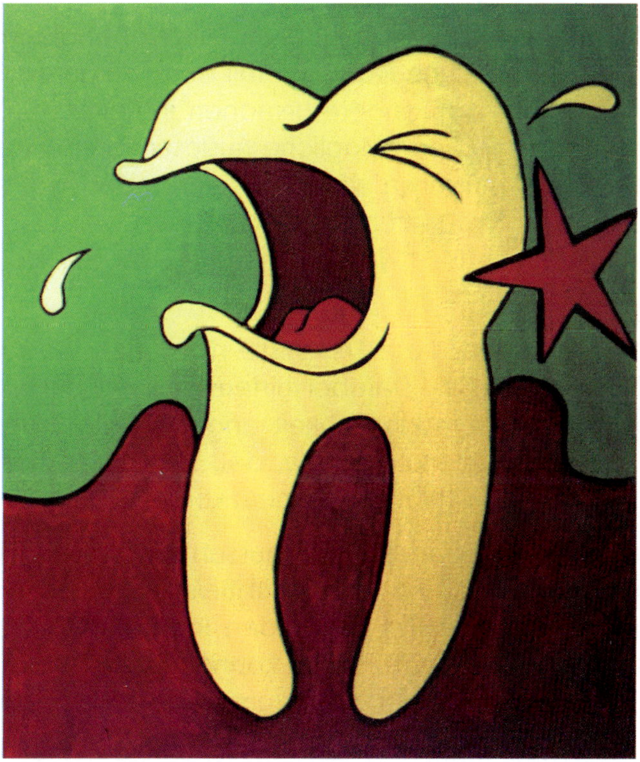

Die Kontrolle des Würgereflexes

Bei einigen Menschen ist es sehr schwierig oder sogar unmöglich, Zahnbehandlungen durchzuführen, weil durch die Behandlung,, manchmal auch schon durch den bloßen Gedanken daran, ein Würgereflex ausgelöst wird. Der Würgereflex soll uns davor schützen, etwas einzuatmen, woran wir ersticken könnten. Genau wie Angst ist er ein Abwehrmechanismus, der uns hilft, zu überleben. Es ist nicht geklärt, warum einige Menschen einen ausgeprägten Würgereflex haben, der selbst die einfachste Zahnbehandlung unmöglich macht. In den meisten Fällen scheint die Zahnbehandlungsangst ein wichtiger Faktor zu sein, aber sie ist nicht der einzige.

Es gibt auch Menschen, die keine Zahnbehandlungsangst und trotzdem erhebliche Probleme mit dem Würgereiz haben. Es kommen also auch andere Ursachen in Betracht, die andere Lösungen erfordern. Mögliche Auslöser können traumatische Erlebnisse sein, etwa weil der Patient oder die Patientin Opfer sexuellen Mißbrauchs war oder auch weil er bzw. sie frühere Operationen – etwa das Entfernen der Mandeln – als traumatisch erlebt hat.

Möglicherweise sind diese Ereignisse nicht mehr bewußt und nur schwer erinnerbar. Darüber hinaus besteht die Möglichkeit, daß die Überempfindlichkeit angeboren ist oder in einem so jungen Alter erlernt wurde, daß Sie sich an das auslösende Erlebnis gar nicht mehr erinnern können.

Für zahnärztliche Behandlungen müssen wir also den Würgereiz verringern. Sie können dies zum Beispiel zu Hause mit einem Einwegabdrucklöffel üben, den Ihnen Ihr Zahnarzt zur Verfügung stellen kann. Dadurch können Sie lernen, den Reflex zu kontrollieren. Auch Ablenkung ist eine wirksame Methode, obgleich die Wirkung oft nicht lange anhält. Sie können an etwas Bestimmtes denken, sich an den Ohren ziehen oder Ihre Zehenmuskeln anspannen: Vielleicht gelingt es auf diese Weise, daß der Zahnarzt einen Abdruck oder Ähnliches erfolgreich vornehmen kann.

Weitere Alternativen, um den Würgereiz auszuschalten, wären die Einnahme von Beruhigungsmitteln oder die Zahnbehandlung unter Vollnarkose. In den meisten Fällen läßt sich das Problem aber mit den oben genannten „sanften" Methoden lösen.

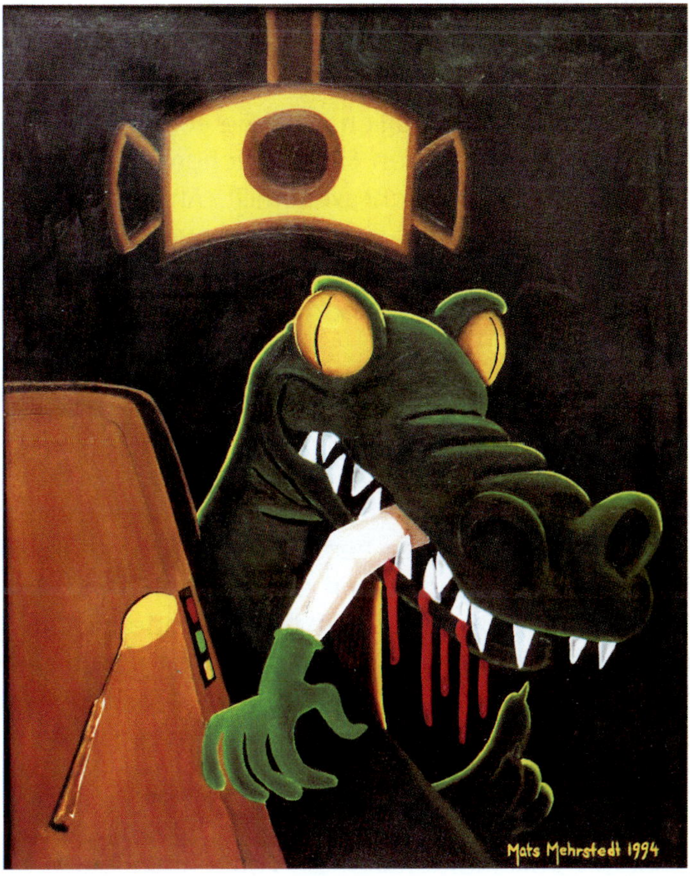

Zucker und Säure: Vorbeugung ist besser als Reparatur

„Jedes Mal, wenn ich zum Zahnarzt gehe, wird mir ein Zahn gezogen." Das mag zutreffen, wenn man den Zahnarzt nur in Abständen von mehreren Jahren aufsucht und die Zähne dann so zerstört sind, daß es für andere Behandlungsmöglichkeiten zu spät ist. Gelingt es Ihnen hingegen, regelmäßig die Zähne kontrollieren und behandeln zu lassen, werden Sie bald anders darüber denken.

Wenn Sie zu den Menschen gehören, die nicht unter Karies leiden, haben Sie mit dem Gang zum Zahnarzt wahrscheinlich wenig Probleme. Natürlich, falls Sie schon Zahnbehandlungsängste haben, denken Sie möglicherweise, daß dieser kluge Satz Ihnen auch nicht weiterhilft. Ähnlich einem Raucher, der zwar alles über Lungenkrebs und Bronchitis weiß und trotzdem nicht mit dem Rauchen aufhören kann, denken Sie vielleicht, es sei leichter gesagt als getan, zum Zahnarzt zu gehen.

Wenn Sie daran interessiert sind, so viele Zähne wie möglich zu retten, ist es an der Zeit, über Ihre Eßgewohnheiten nachzudenken und darüber, wie Sie Ihre Zähne reinigen. Das sind Dinge, die Sie selbst machen können und die, wenn Sie daran arbeiten, zumindest den Verfall Ihrer Zähne erheblich verlangsamen können. Auch wenn einige Ihrer Zähne stark geschädigt sein sollten, brauchen die gesunden Zähne jede Pflege, die sie bekommen können, damit sie gesund und widerstandsfähig bleiben und die Angriffe der Bakterien, die von den erkrankten Zähnen ausgehen, abwehren können.

Wir alle haben Bakterien in Mund und Verdauungstrakt. Einige sind nützlich und notwendig, damit die Nahrung verarbeitet werden kann. Bakterien greifen die Zähne nicht direkt an und ernähren sich auch nicht von ihnen, indem sie Stücke davon auffressen. Die in der Mundhöhle weilenden Bakterien leben beispielsweise von den Bonbons oder Pommes frites, die wir zu uns nehmen. Als Abfallprodukt scheiden die Bakterien dann Säuren aus, das heißt sie „pinkeln" quasi Säure an unsere Zähne. Wenn nun der Säure genug Zeit gegeben wird, bis wir sie entfernen, dann ätzt sie unseren Zahnschmelz weg, und es entsteht ein „Loch" im Zahn. Reinigen Sie Ihre Zähne also nicht regelmäßig und gründlich genug, dann tummeln sich bestimmt sehr viele Bakterien in Ihrer Mundhöhle und sind emsig damit beschäftigt, Ihre Zähne zu zerstören.

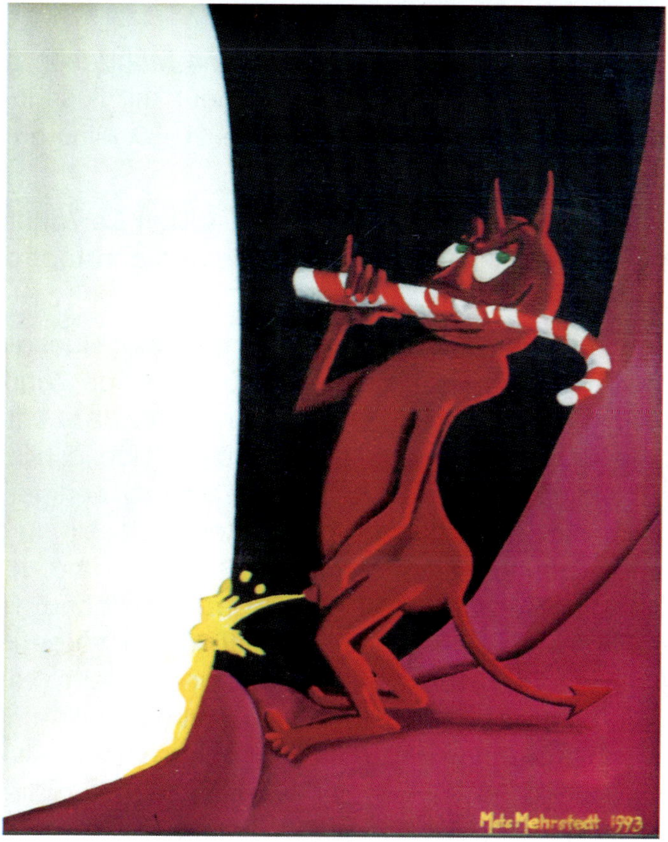

Um die Zerstörung des Zahnschmelzes zu stoppen, ist darauf zu achten, daß Eßbares – besonders Zucker und Kohlenhydrate – nicht mehr Zeit als notwendig im Mund bleibt: Es ist nicht die Menge der Bonbons, die schädlich ist, sondern die Zeitdauer, die die Zähne dem Zucker ausgesetzt sind. Wenn Sie Ihren Zähnen helfen wollen, beachten Sie:

a) Essen Sie nicht zwischen den Mahlzeiten.

b) Putzen Sie Ihre Zähne regelmäßig mit fluoridhaltiger Zahnpasta, möglichst dreimal täglich.

c) Benutzen Sie Zahnseide oder Zahnstocher, nachdem Sie Ihre Zähne geputzt haben. Die Zahnbürste kann nicht die Zahnzwischenräume reinigen.

d) Haben Sie doch einmal zwischen den Mahlzeiten gegessen, dann putzen Sie Ihre Zähne erneut mit fluoridhaltiger Zahnpasta. Wenn möglich, warten Sie 20-30 Minuten nach dem Essen, bevor Sie die Zähne putzen.

e) Falls Sie an Ihrem Arbeitsplatz essen, sollten Sie Zahnbürste, fluoridhaltiger Zahnpasta und Zahnseide/Zahnstocher mitnehmen.

f) Spülen Sie Ihren Mund regelmäßig mit einer Fluoridlösung und/oder benutzen Sie regelmäßig fluoridhaltige Zahnpasta oder Gel. In der Apotheke können Sie näheres dazu erfragen. Lesen Sie sich die Hinweise genau durch. Fluorid hilft Ihren Zähnen, widerstandsfähiger zu werden und so weniger empfindlich für die Säureattacken der Bakterien zu sein. In gewissem Umfang lähmt Fluorid auch die Bakterien und verlangsamt auf diese Weise deren Angriffe auf die Zähne. Die Benutzung von Fluoriden scheint die effektivste Vorbeugemethode gegen Zahnkrankheiten überhaupt zu sein! Natürlich sollten Sie es damit aber auch nicht übertreiben. Wenn Sie in einem Gebiet wohnen, in dem – was sehr selten ist – viel natürliches Fluorid im Trinkwasser vorkommt, sollten Sie eher nichts mehr zusätzlich nehmen. Fragen Sie Ihren Zahnarzt danach, er sollte es wissen.

g) Achten Sie beim Einkauf darauf, daß Sie fluoridhaltiges Salz kaufen.

h) Beachten Sie, daß viele Getränke Säure enthalten. Diese Säure greift den Zahnschmelz direkt an, ohne den Umweg über die Verdauung der Bakterien nehmen zu müssen. Achten Sie daher darauf, daß Sie säurehaltige Getränke - wenn überhaupt - nur in Zusammenhang mit den Mahlzeiten zu sich nehmen. Essen oder trinken Sie nichts mehr (außer Wasser), nachdem Sie sich abends die Zähne geputzt haben.

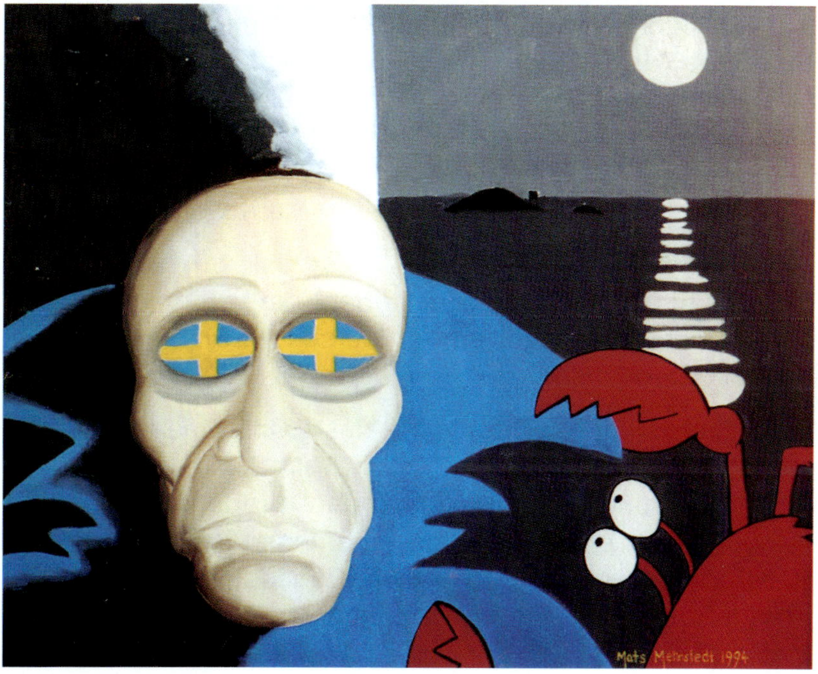

Schutz durch Fluorid

In den letzten 20 Jahren ist die Zahngesundheit der deutschen Bevölkerung deutlich besser geworden. Viele Faktoren sind dafür verantwortlich. Die Krankenkassen haben angefangen, zumindest ansatzweise die vorbeugende Behandlung von Kindern und Jugendlichen in den Zahnarztpraxen zu honorieren. Viele Zahnärzte bieten auch unentgeltlich an, Vorschulkindern die Bedeutung von vorbeugenden Maßnahmen beizubringen. Der Verkauf von zuckerhaltiger Babynahrung, und vor allem der Konsum von süßen Getränken in der Nuckelflasche sind eingedämmt worden.

Der mit Abstand wichtigste Faktor ist jedoch der Einsatz von fluoridhaltiger Zahnpasta. Man kann zwar mit Zahnbürste und Zahnseide/Zahnstocher die Zähne sauber bekommen. Es gibt aber kaum Menschen, die dies mehrmals täglich tatsächlich tun. Vor allem wird die Reinigung der Zwischenräume mit Zahnseide/Zahnstocher immer noch nur von einer Zahnputzelite betrieben. Und selbst unter diesen Menschen wird die Reinigung nicht immer einwandfrei sein.

Das macht aber nichts. Die Schäden, die von der Säure verursacht worden sind, lassen sich durch den Einsatz von Fluoriden wieder reparieren.

Die Säure weicht die Oberfläche des Zahnschmelzes auf. Geschieht dies über längere Zeit ungestört, wird der Schmelz angegriffen und kann nur vom Zahnarzt repariert werden. Ist es noch nicht so weit gekommen, können die aufgeweichten Stellen durch die Einlagerung von Fluoriden wieder gehärtet werden. Dies sollte täglich passieren, weil der Schmelz jedes Mal angegriffen wird, wenn wir etwas essen oder etwas Süßes trinken.

Kinder und Jugendliche, die besonders durch Karies gefährdet sind, können mit fluoridhaltigem Mundwasser regelmäßig spülen, oder sie können fluoridhaltige Kautabletten oder Kaugummi kauen. Auch Erwachsene, bei denen häufiger Karies festgestellt wird, können dies tun. Kinder unter 6 Jahren sollten aber in der Regel keine Fluoridtabletten schlucken, bevor nicht mit dem behandelnden Zahnarzt darüber gesprochen wurde. Gezielte „zahnbezogene" Fluoridierungen in der Zahnarztpraxis sind wesentlich sinnvoller, als Fluorid im Körper zu verteilen.

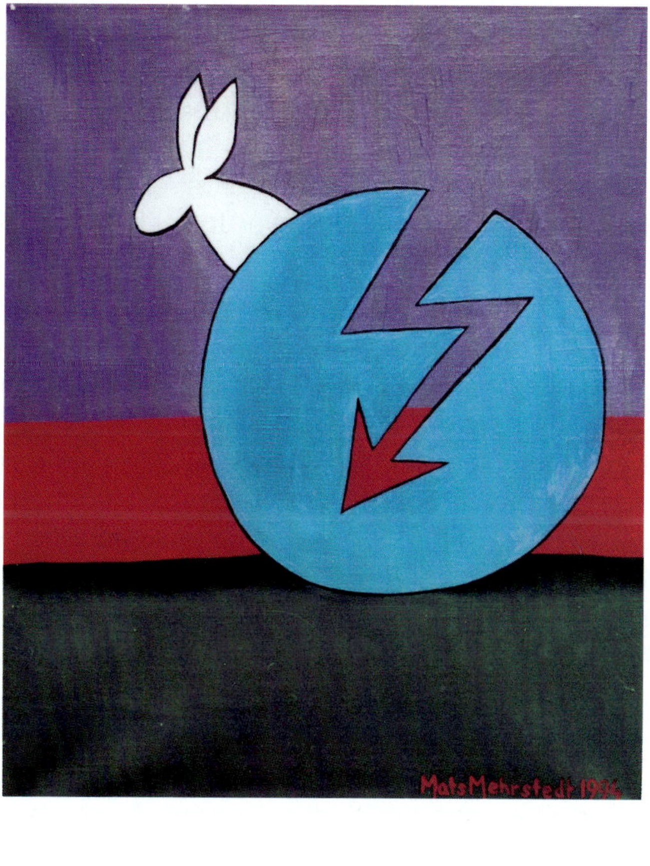

Wenn Sie Ihr Kind zum Zahnarzt bringen

Das erste Mal sollten Sie mit Ihrem Kind zum Zahnarzt gehen, wenn der erste Zahn zu sehen ist! Ihr Kind sollte von Anfang an lernen, wie wichtig Mundhygiene ist. Auch die ersten Milchzähne bekommen rapide Karies, wenn die Eltern ihre Kinder mit Zucker und Fruchtsäften füttern. Wichtig ist auch, daß das Kind mit dem Zahnarzt und seiner Praxis vertraut gemacht wird. Erkrankungen der Zähne können und müssen verhindert werden, und die Vorbeugung gegen Zahnbehandlungsängste ist ein bedeutender Teilaspekt.

Daher ist es sehr wichtig, daß Sie einen Zahnarzt finden, der diese Ansicht teilt, damit der erste Zahnarztbesuch Ihres Kindes zu einer angenehmen Erfahrung wird. Es ist viel wichtiger, daß Ihr Kind die Mitglieder des Zahnarztteams als freundliche Menschen kennenlernt, als daß gleich beim ersten Termin seine Zähne behandelt werden: Besser ist, ein oder zwei Tage mit Zahnschmerzen als ein oder zwei Jahrzehnte mit Zahnbehandlungsängsten zu verbringen.

Leider sehen dies viele Zahnärzte nicht so. Sie neigen dazu, nur den einen Zahn, der Zahnschmerzen verursacht, zu beachten, ohne die möglicherweise vorhandenen Ängste und die langfristigen Folgen zu berücksichtigen. Wenn Sie selbst unter Zahnbehandlungsängsten leiden, werden Sie das wahrscheinlich besser verstehen als der Zahnarzt. Sprechen Sie mit ihm darüber. Diese ein oder zwei Minuten könnten eine gute Investition in die Zukunft Ihres Kindes sein und helfen, langfristige psychologische Schäden zu vermeiden.

Wenn Sie selbst unter Zahnbehandlungsängsten leiden, wollen Sie außerdem vermeiden, daß Ihrem Kind das gleiche Schicksal widerfährt. Beim Versuch, dies zu verhindern, könnten Sie jedoch Dinge sagen oder machen, die bei Ihrem Kind Ängste auslösen, das heißt, das Gegenteil von dem erreichen, was Sie eigentlich beabsichtigen. Wir erleben das in der Praxis fast jeden Tag. Wenn Sie wirklich Zahnbehandlungsängste haben, können Sie dies nicht vor Ihrem Kind verheimlichen. Dafür sind Kinder zu schlau. Auch wenn Sie nichts sagen, spürt Ihr Kind aufgrund Ihres Verhaltens die Ängste, die Sie haben. Nicht nur, wenn Sie mit Ihrem Kind das erste Mal zum Zahnarzt gehen, sollten Sie einige Dinge berücksichtigen bzw. einige Dinge auf keinen Fall machen:

1. Sagen Sie Ihrem Kind nicht: "Es wird nicht weh tun." Lassen Sie den Zahnarzt das Gespräch mit dem Kind führen. Wahrscheinlich hat das Kind viel weniger Angst als Sie, und Sie sorgen mit Ihren Worten erst unnötigerweise dafür, daß es nun befürchtet, es würde vielleicht etwas Unangenehmes folgen –

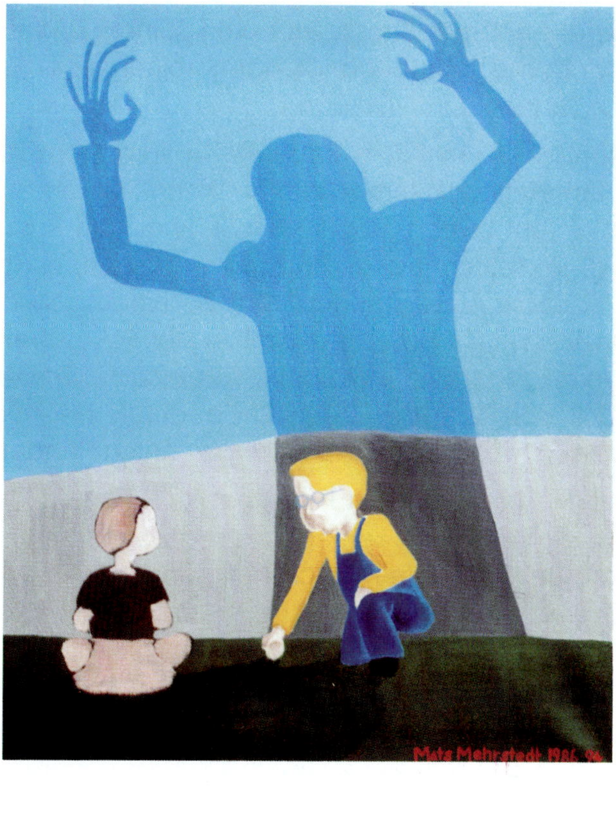

was gar nicht der Fall ist. Unser Gehirn reagiert besonders aufmerksam auf dramatische Wörter wie „Schmerz" oder „Angst". Negationen wie „nicht" oder „keine" werden vom Gehirn oft überhört, wenn es erst einmal alarmiert ist. „Denken Sie nicht an einen rosaroten Elefanten!" Sie müssen dann an so einen Elefanten denken, oder nicht?

2. Das Kind wird bereits durch Ihr Verhalten spüren, wenn Sie Angst haben. Selbst wenn Sie ihm sagen, es gäbe keinen Grund, sich zu fürchten, glaubt es Ihnen nicht. Das Kind wird vielleicht denken, daß jetzt etwas Unangenehmes mit ihm gemacht werden soll.

3. Sagen Sie Ihrem Kind nicht: „Du mußt tapfer sein." Die moderne Zahnheilkunde erfordert keine Tapferkeit. Sollte das bei Ihrem Zahnarzt anders sein, suchen Sie sich einen anderen! Ein General fordert in Kriegszeiten von seinen Soldaten Tapferkeit. Moderne Zahnbehandlungen sollten aber nicht an Kriegshandlungen erinnern.

4. Versuchen Sie, mit dem Zahnarzt zu sprechen, bevor Ihr Kind ins Behandlungszimmer kommt. Wenn Sie Vertrauen zum Zahnarzt gefaßt haben, überlassen Sie ihm den Rest der Behandlung. Sie sollten jedoch im Zimmer bleiben, es sei denn, Ihr Kind ist damit einverstanden, daß Sie hinausgehen. Durch Ihre Anwesenheit – wenn Sie nur still in der Ecke sitzen – können Sie Ihrem Kind eine moralische Stütze sein. Sie sollten sich jedoch mit der Rolle des stillen Beobachters begnügen. So können Sie selbst erleben, daß Ihr Kind in guten Händen ist.

5. Gehen Sie mit Ihrem Kind zweimal im Jahr zum Zahnarzt! Der Zahnarzt kann Iihm zeigen, wie man Zahnerkrankungen verhindert, und außerdem wächst mit jedem Zahnarztbesuch das Selbstvertrauen Ihres Kindes, was Zahnbehandlungen anbelangt. Haben Eltern nicht beruflich mit Zahnmedizin zu tun, können sie in der Regel nicht besonders gut einschätzen, ob die Zähne ihrer Kinder noch in Ordnung sind, was Karies ist

und was nicht. Wenn ein Laie „sicher" Karies erkannt hat, kann es für den Zahn schon zu spät sein

6. Sollten Sie Ihrem Kind eine Belohnung für den Zahnarztbesuch in Aussicht gestellt haben, sollte sie nicht zu groß sein. Das Verhältnis zwischen dem, was man tut, und dem, was man dafür bekommt, muß ausgewogen sein. Wenn dem Kind eine sehr große Belohnung versprochen wird, könnte es befürchten, es müsse als Gegenleistung etwas sehr Unangenehmes mitmachen. Verhält sich das Kind nicht erwartungsgemäß, darf die Belohnung jedoch nicht verweigert werden. Sind die Anforderungen an das Kind zu hoch, ist nicht das Kind daran schuld. Wenn man Hochsprung lernen will, muß die Latte auf eine überspringbare Höhe gelegt werden.

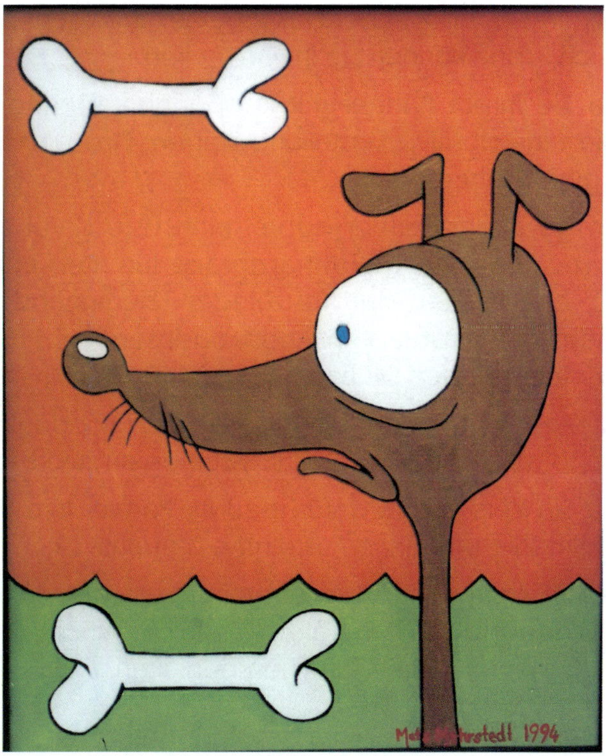

Wenn Ihr Kind oder Ihr Partner Angst vor Zahnbehandlungen hat

Wenn Sie das Glück haben, nicht unter Zahnbehandlungsängsten zu leiden, aber ein Kind oder einen Partner haben, der davon betroffen ist, gibt es Maßnahmen, mit denen Sie helfen können, aber auch welche, die Sie unbedingt vermeiden sollten:

1. Akzeptieren Sie das Problem, und versuchen Sie dann, etwas dagegen zu unternehmen. Wenn Sie jemanden hänseln oder Witze über die Ängste machen, werden Sie das Problem nur verschlimmern.

2. Versuchen Sie, etwas über das Problem zu lernen. Lesen Sie dieses Buch, dann können Sie ihr/ihm helfen.

3. Helfen Sie Ihrem Partner mit Entspannungsübungen oder indem Sie eine positive Einstellung zeigen. Das wird auch für Sie eine gute Erfahrung sein.

4. Helfen Sie Ihrem Partner dabei, eine Liste darüber aufzustellen, was er/sie in der Zahnarztpraxis fürchtet, und versuchen Sie, eine Reihenfolge festzulegen, beginnend mit den Situationen, die am meisten Angst auslösen, bis hin zu den leichter zu ertragenden Situationen.

5. Helfen Sie Ihrem Partner dabei, eine Liste mit positiven Gedanken und wirksamen Bewältigungsstrategien zu erstellen.

6. Haben Sie Verständnis dafür, daß Ihr Partner Ihre Unterstützung regelmäßig und ohne Ausnahme braucht.

7. Ihr Partner könnte Ihre Hilfe brauchen, um den Zahnarzt für eine Terminabsprache anzurufen. Vielleicht möchte er auch, daß Sie ihn bei den ersten Terminen begleiten.

8. Sollte Ihr Partner den Mut verlieren, drängen Sie ihn nicht. Starke Ängste lassen sich nicht gewaltsam beseitigen. Wenn Sie das versuchen, würden Sie die Ängste nur verstärken.

9. Loben Sie Ihren Partner für die Fortschritte, die er/sie macht. Auch scheinbar kleine Aktivitäten, wie die Entscheidung, überhaupt über die Ängste zu sprechen, sind ein Schritt in die richtige Richtung und sollten mit Lob bedacht werden. Denken Sie daran, daß die Entscheidung, einen Termin zu vereinbaren oder die Zahnarztpraxis aufzusuchen, für Menschen mit Zahnbehandlungsängsten oft das Schwierigste überhaupt ist!

10. Wenn Ihr Partner es wünscht, können Sie ihn zum Zahnarzt begleiten – auch um ihm zu helfen, überhaupt hinzugehen. Wenn es erforderlich ist, können Sie auch beim Gespräch mit dem Zahnarzt anwesend sein.

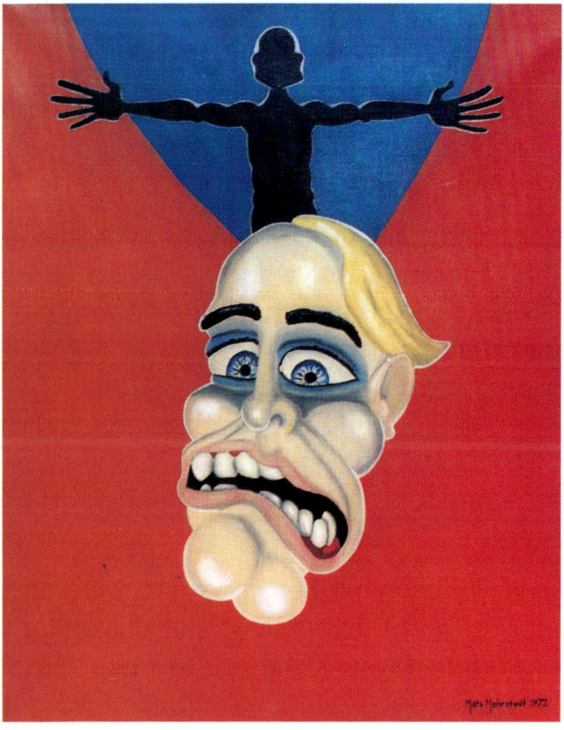

Zahnärztliche Angstkliniken

Einige Zahnärzte sind darauf spezialisiert, Patienten mit Zahnbehandlungsängsten zu helfen. Dort wird häufig auch Forschung im Bereich Zahnbehandlungsängste und Schmerzkontrolle betrieben. Es werden Artikel und Bücher über Zahnbehandlungsängste veröffentlicht: neue Forschungsergebnisse, Ursachen dieser Ängste, welche verschiedenen Formen es gibt und wie man Menschen mit Zahnbehandlungsängsten helfen kann.

Diese Kliniken sind in der Regel einer Universität angegliedert. Ihre Aufgabe ist es, den Patienten zu helfen, Fähigkeiten zur Angstbewältigung aufzubauen, damit sie sich regelmäßig von einem „normalen" Zahnarzt behandeln lassen. In diesen zahnärztlichen Angstkliniken arbeiten Zahnärzte und Psychologen gemeinsam an der Angstbewältigung. Oft besteht auch die Möglichkeit, bei den Patienten, bei denen es erforderlich ist, Zahnbehandlungen unter Sedierung oder Vollnarkose durchzuführen.

Es gibt zahnärztliche Angstkliniken in den Vereinigten Staaten, in Schweden, Dänemark, Norwegen, Holland und Israel. Einige Angstkliniken werden auch privat betrieben. Die erste Spezialklinik dieser Art war die Dental Fears and Research Clinic an der Universität von Washington in Seattle. Der Zahnarzt Professor Peter Milgrom und die Psychologen Phillip Weinstein und Tracy Getz behandeln dort seit 1975 Patienten mit Zahnbehandlungsängsten und veröffentlichen darüber Forschungsberichte.

Die Zahnärzte Professor Ulf Berggren und Magnus Hakeberg arbeiten an der Dental Fear Clinic der Universität von Göteborg in Schweden. Diese Klinik wurde etwa gleichzeitig mit der Klinik in Seattle gegründet. Ein spezieller Schwerpunkt der Göteborger Klinik ist die Behandlung mit Biofeedback. Hier können Patienten Zahnbehandlungssituationen auf Video beobachten und graphische Darstellungen ihrer Körperreaktionen sehen. Dadurch lernen sie, ihre Ängste zu kontrollieren.

Professor Björn Wormnes leitet die Dental Fear Clinic von Bergen in Norwegen. Ron Moore behandelt an der Universität von Aarhus in Dänemark zusammen mit einer Gruppe von Spezialisten Patienten mit Zahnbehandlungsängsten. Irene Aartman führt eine Gruppe von Spezialisten am Department of Social Dentistry and Dental Health Education in Amsterdam, Holland. In Holland gibt es solche Kliniken in fast allen

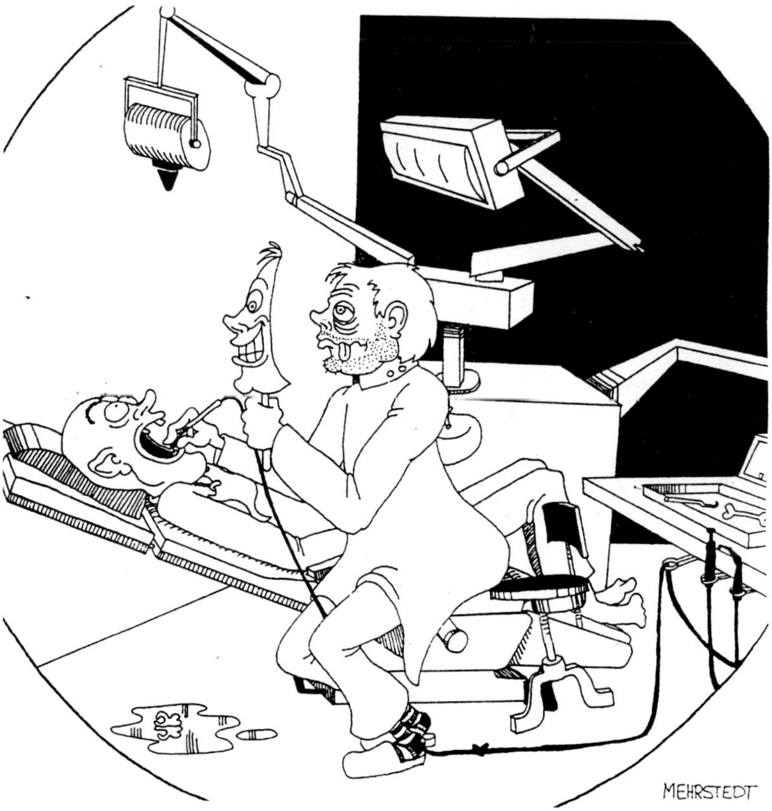

großen Städten. In Tel Aviv in Israel, gibt es eine ähnliche Klinik, die von der Zahnärztin Ilana Eli und dem Psychiater Moris Kleinhauz geleitet wird.

In Deutschland war unsere „Zahnärztliche Angst-Ambulanz Hamburg" über viele Jahre die einzige Einrichtung, die mit multidisziplinären, verhaltenstherapeutischen Ansätzen Patienten mit Zahnbehandlungsängsten betreut. Im Oktober 2001 wurde in Bochum auch das „Therapiezentrum für Zahnbehandlungsängste" von dem Kieferchirurgen Dr. Peter Jöhren und der Psychologin Frau Prof. Dr. Gudrun Sartory gegründet. Es gibt auch einige Zahnarztpraxen in Deutschland, die sich auf die Behandlung von ängstlichen Patienten spezialisiert haben. Einige davon sind Ärzte mit der Zusatzqualifikation Psychotherapie; meist sind es Vertreter der psychoanalytischen Schule. Einige Krankenhäuser sowie einige Kieferchirurgen haben die Möglichkeit, Zahnbehandlungen – zumindest das Entfernen von Zähnen – unter Vollnarkose auszuführen.

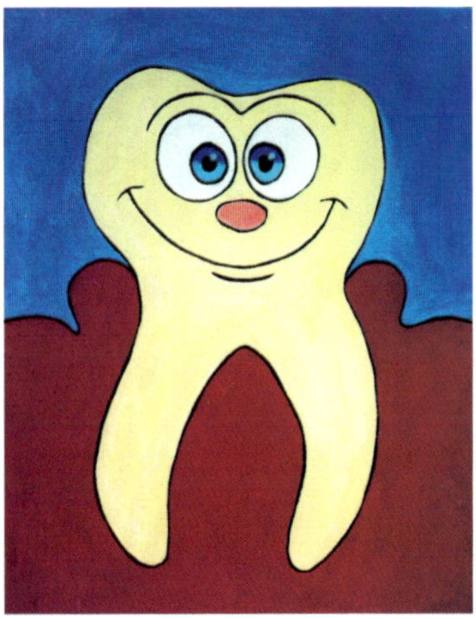

Wie speziell ausgebildete Zahnärzte helfen können

Verhaltenstherapie.– Die meisten bislang beschriebenen Methoden sind von der Verhaltenstherapie abgeleitet. Da Ängste erlernt sind, besteht die Möglichkeit, sie wieder zu verlernen oder ein anderes Verhalten zu erlernen. Den Ängsten, die auf falschen Informationen beruhen, muß auf Verstandesebene begegnet werden, indem der Zahnarzt seine Patienten richtig über die befürchteten zahnärztlichen Behandlungen informiert. Eher körperorientierten Ängsten, die sich in körperlichen Reaktionen zeigen, ist jedoch mit Logik nicht beizukommen. Der Patient benötigt positive physische Erfahrungen, um sich von diesen Ängsten lösen zu können. Trainingseinheiten, in denen er die gefürchtete Situation – dieses Mal, ohne Schmerzen zu empfinden oder das Gefühl von Hilflosigkeit zu haben – erleben kann, helfen ihm, die Angst davor zu verlieren.

Biofeedback.– In einem Biofeedback-Training werden Sensoren auf der Haut befestigt, um die Aktivität von Muskeln oder Schweißdrüsen messen zu können. An einem Bildschirm können die Teilnehmer erkennen, wie schwach oder wie stark diese Reaktionen sind. Gleichzeitig können sie per Videofilm beobachten, wie andere Menschen in dieser Situation, die dem Teilnehmer Angst bereitet, reagieren. Sie haben die Möglichkeit, den Film zu stoppen, zurückzuspulen und erneut anzusehen – wann immer sie wollen. Bei diesem Verfahren kann der Teilnehmer seine eigenen körperlichen Reaktionen beobachten und üben, sie zu kontrollieren. Auf diese Weise kann er lernen, auch in angstauslösenden Situationen ruhig zu bleiben.

Hypnose.– Hypnose war früher eine umstrittene Methode. Seit aber darüber mehr bekannt ist, gilt sie heutzutage als seriöses Verfahren. In der Welt der Comics kann Micky Maus mit Hilfe eines Pendels jedem seinen Willen aufzwingen, aber in der Wirklichkeit ist es nicht so einfach. Hypnose bedeutet, daß Sie sich auf sich selbst konzentrieren und auf das, was in Ihrem Inneren passiert, insbesondere auf Ihre Gefühle. Manche sind der Auffassung, dabei handele es sich um einen besonderen Bewußtseinszustand. Es trifft aber wohl eher zu, daß das „Besondere" an diesem Zustand darin besteht, daß die meisten von uns sich so selten die Zeit nehmen, einmal zu schauen,

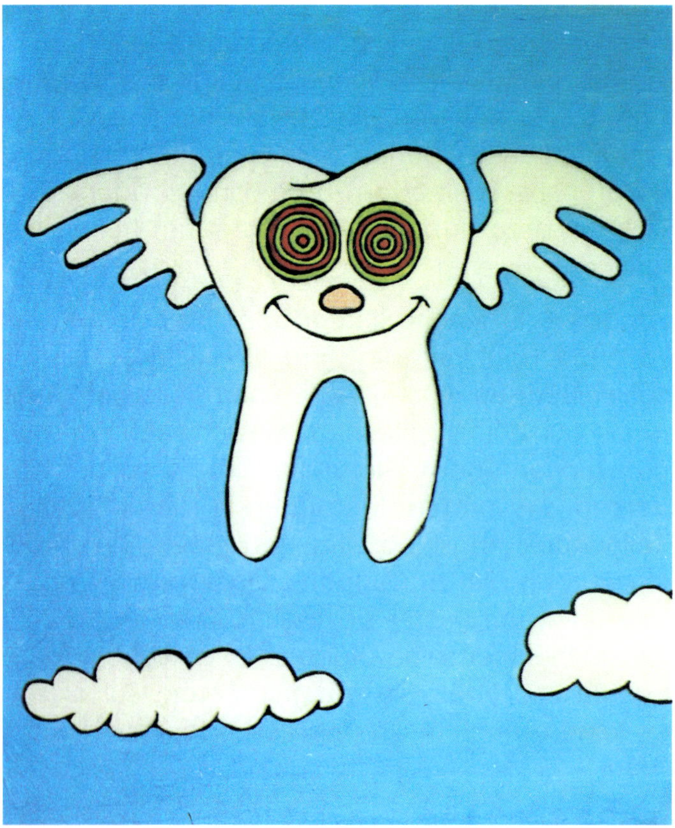

was in uns vorgeht. Sie könnten dabei mithilfe ihrer Phantasie lernen, ihr Selbstvertrauen zu steigern und wie man sich entspannen kann. Viele dieser Methoden ähneln denen der Verhaltenstherapie. Der etwas magische Kontext der Hypnose kann aber dazu beitragen, daß besondere Kräfte freigesetzt werden. Mit der Hypnose – ebenso wie mit Entspannungsübungen – kann man das Schmerzempfinden beeinflussen. Das bedeutet jedoch nicht, daß man unter Hypnose schmerzfrei Zähne ziehen kann. Seien Sie solchen Berichten gegenüber also skeptisch. Sie sollten wissen, daß neben der psychologischen Schmerzbewältigung auch ein gewisses schauspielerisches Talent von seiten des Patienten erforderlich ist. Ein oberflächlicher Zahnarzt mag dann glauben, daß er dem Patienten zu einer schmerzlosen Zahnextraktion ohne Betäubung verholfen hat. Patienten, die unter Zahnbehandlungsängsten leiden, sind gut beraten, sich nicht für eine Rolle in einem solchen Theaterstück zu bewerben.

Beruhigungsmittel. – Es gibt eine Vielzahl von Medikamenten, die uns helfen, nicht von Angstreaktionen überwältigt zu werden. Speziell ausgebildete Zahnärzte können Sie darüber informieren. Zahnärzte, die mit Anästhesisten zusammenarbeiten, können eine Zahnbehandlung auch mit Hilfe von stärkeren Beruhigungsmitteln durchführen, die man entweder als Tabletten oder als Injektion verabreicht bekommt. Dies wird „Sedierung" genannt. Bei dieser Behandlungsform ist Ihnen weiterhin bewußt, wer und wo Sie sind und was mit Ihnen passiert. Aber die Angst, die Sie normalerweise in solchen Situationen verspüren, wird Ihnen genommen. Wenn die Sedierung intravenös gegeben wird, besteht auch die Möglichkeit, daß Sie selbst kontrollieren, wieviel Beruhigungsmittel Sie durch die Vene bekommen. Bei einer intravenösen Sedierung sind Sie die ganze Zeit ansprechbar, Sie spüren keine Angst, und nach der Behandlung können Sie sich meistens nur mehr erinnern, wie Sie in den sedierten Zustand hineingingen und wie Sie wieder herauskamen.

Vollnarkose. – Vollnarkose ist eine Behandlungsalternative für sehr ängstliche Menschen, die für eine psychologische Behandlung noch nicht bereit sind oder denen mehrere Zähne gezogen werden müssen. Auf diese Weise wird die Angst natürlich nicht behandelt, sondern nur umgangen. Ist der dringendste Teil der Behandlung mit Hilfe der Vollnarkose abgeschlossen, sollte auf jeden Fall eine Angsttherapie begonnen werden. Sowohl bei einer Sedierung als auch bei einer Vollnarkose ist neben den Zahnarzt auch ein Narkosearzt anwesend. Manche Zahnärzte führen solche Behandlungen ambulant in ihren Praxen aus. Es gibt inzwischen sehr wirksame und sichere Narkosemittel. Sogar die Übelkeit ist selten, die früher manchmal nach einer Narkose aufgetreten ist. Werden mehrere Zähne gezogen, kann es in seltenen Fällen zu Nachschmerzen kommen.

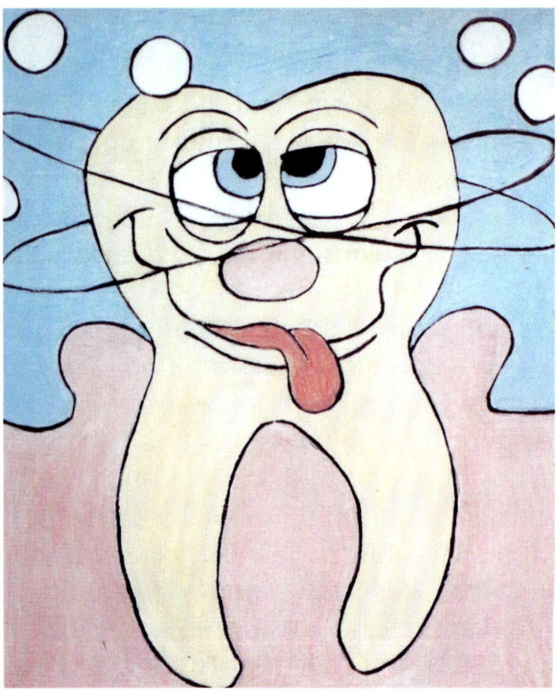

Ihre Grundrechte
als Patientin oder Patient

1. Zahnbehandlungen sollen schmerzfrei sein.

2. Der Zahnarzt sollte alles tun, was in seinen Möglichkeiten steht, um Schmerzen während und nach der Behandlung – nach Entfernung eines Zahnes – zu vermeiden.

3. Der Zahnarzt sollte sich nicht nur um Ihre Zähnen sorgen, sondern auch Ihre psychischen Bedürfnisse berücksichtigen.

4. Wenn Sie Angst haben oder sich Sorgen machen, lassen Sie es den Zahnarzt wissen. Sie haben das Recht, daß man Ihnen zuhört und Ihre Meinung respektiert. Immerhin lebt der Zahnarzt von dem Geld, das er für Ihre Behandlung erhält.

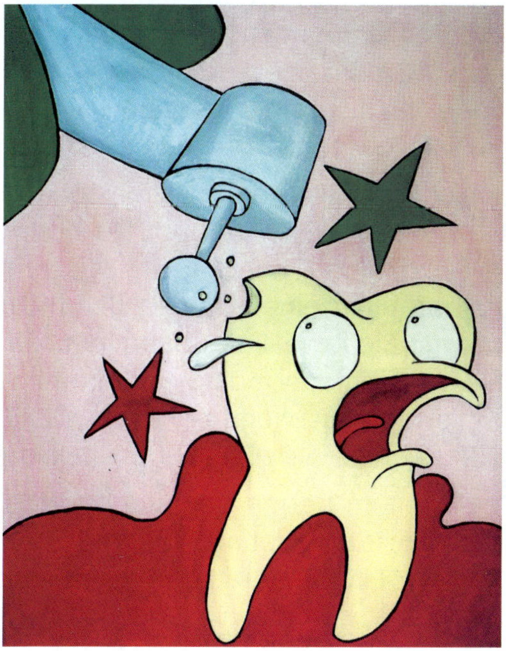

5. Wenn es für Sie eine Hilfe ist, bitten Sie darum, daß beim ersten Termin nur ein Gespräch geführt wird und noch keine Behandlung erfolgt. Dadurch haben Sie die Möglichkeit, den Zahnarzt kennenzulernen. Sie können dann besser beurteilen, ob Sie ihm ausreichend Vertrauen entgegenbringen, um sich in Zukunft von ihm behandeln zu lassen.

6. Vielleicht möchten Sie wissen, welche Behandlung für den nächsten Termin vorgesehen ist. Bitten Sie Ihren Zahnarzt, dies mit Ihnen zu besprechen, damit Sie sich seelisch besser auf den Termin einstellen können.

7. Möglicherweise möchten Sie auch sicher sein, daß bestimmte Behandlungen nicht mit Ihnen gemacht werden. Wenn Sie voller Angst auf unangenehme Überraschungen warten, können Sie sich nur schlecht auf das konzentrieren, was wirklich passiert. Bitten Sie daher Ihren Zahnarzt, sich unbedingt an die Abmachungen zu halten.

8. Sollte der Zahnarzt aus irgendeinem Grund gezwungen sein, die geplante Behandlung zu ändern, sollte er Ihnen dafür einen neuen Termin geben, damit Sie sich auf die geänderte Behandlung vorbereiten können. Behandlungssituationen, auf die Sie nicht vorbereitet sind, sind nicht erlaubt.

9. Sollten Sie plötzlich feststellen, daß die Behandlung, zu der Sie sich einverstanden erklärt haben, Sie doch überfordert, dann sagen Sie dies Ihrem Zahnarzt. Ein verständnisvoller Zahnarzt wird daraufhin einem neuen Behandlungsplan zustimmen. Nur weil Sie eine Betäubung bekommen haben, muß die Füllung nicht unbedingt gemacht werden. Der Zahnarzt muß flexibel sein, wenn er helfen will, Ihre Ängste zu überwinden. Und wenn er Sie als Patient behalten möchte!

10. Wollen Sie nicht im Liegen behandelt werden, bitten Sie Ihren Zahnarzt, die Rückenlehne während der Behandlung aufrecht zu lassen. Ein Zahnarzt, dem seine Bequemlichkeit wichtiger ist als Ihre, ist vielleicht nicht der richtige für Sie.

Formbrief an den Zahnarzt

An:

Ort_______________Datum________

Betr.: Zahnbehandlungsangst

Sehr geehrte/r Herr/Frau Dr.________________

Ich leide seit vielen Jahren unter Zahnbehandlungsängsten, und es fällt mir deshalb sehr schwer, zum Zahnarzt zu gehen. Ich habe auch Angst, daß mich ein Zahnarzt wegen meiner Angst und meines Vermeidungsverhaltens kritisieren könnte. Es ist für mich sogar schwierig, einen Zahnarzt anzurufen, um einen Termin zu vereinbaren, so daß ich lieber diesen Brief an Sie schreibe.

Meine Frage an Sie ist: Ist es in Ihrer Praxis möglich, einen Termin zu bekommen, zu dem erst einmal meine Angstproblematik besprochen werden kann, ohne daß an diesem Tag meine Zähne behandelt werden müssen? Wenn dieses Gespräch nicht unbedingt auf dem Zahnarztstuhl stattfinden muß, wäre ich Ihnen besonders dankbar.

Über eine positive Antwort würde ich mich sehr freuen.

- Meine Telefonnummer ist_______________
- Ich habe einen frankierten Rückumschlag beigefügt.

Vielen Dank für Ihre Mühe.

Mit freundlichen Grüßen

Hubertus Angsthase

Wie ängstlich sind Sie?

Es gibt zwei Fragebögen über Zahnbehandlungsängste, die seit vielen Jahren international verwendet werden. Hier können Sie sehen, wie es um Ihre Angst im Vergleich zu anderen Menschen steht.

Dental Anxiety Scale

Die „Dental Anxiety Scale" (1969 von Norman Corah in den USA veröffentlicht) enthält 4 Fragen mit je 5 möglichen Antwortvorgaben, die der Reihenfolge nach aufsteigend von „keine Angst" bis „extreme Angst" formuliert sind. Suchen Sie sich bei jeder Frage jeweils die Antwort aus, die für Sie am ehesten zutrifft. Bei Gewichtung Ihrer Antworten z.B. bei der ersten Frage mit 1 („Ich gehe ..."), 2 („Es macht mir ..."), 3 („Mir ist ..."), 4 („Ich befürchte ..."), 5 („Ich habe starke ...") ergeben sich Gesamtwerte von 4 (keine Angst) bis 20 (extreme Angst). Ein Ergebnis von 15 und darüber bedeutet, daß Sie zu den 10-15 Prozent der Bevölkerung gehören, die eine starke, therapiebedürftige Angst vor Zahnbehandlungen haben.

Stellen Sie sich vor, Sie müssen morgen zum Zahnarzt. Wie fühlen Sie sich jetzt?

Ich gehe recht gern zum Zahnarzt ❑

Es macht mir nichts aus ❑

Mir ist ein wenig unbehaglich zumute ❑

Ich befürchte, daß es schmerzhaft und unangenehm werden könnte ❑

Ich habe starke Angst und bin sehr besorgt, was der Zahnarzt wohl mit mir machen wird ❑

Stellen Sie sich vor, Sie sitzen beim Zahnarzt im Wartezimmer: Wie fühlen Sie sich?

Entspannt ❑

Ein wenig unbehaglich ❑

Angespannt ❑

Ängstlich ❑

So ängstlich, daß ich Schweißausbrüche bekomme und mich regelrecht krank fühle ❑

Stellen Sie sich vor, Sie sitzen beim Zahnarzt im Behandlungsstuhl. Der Zahnarzt bereitet gerade den Bohrer vor, um damit an Ihren Zähnen zu arbeiten: Wie fühlen Sie sich?

Entspannt ❑

Ein wenig unbehaglich ❑

Angespannt ❑

Ängstlich ❑

So ängstlich, daß ich Schweißausbrüche bekomme und mich regelrecht krank fühle ❑

Stellen Sie sich vor, Sie sitzen im Behandlungsstuhl, um den Zahnstein entfernen zu lassen. Während Sie warten, legt der Zahnarzt seine Instrumente bereit, mit denen er den Zahnstein im Zahnfleischbereich abkratzen wird: Wie fühlen Sie sich?

Entspannt ❑

Ein wenig unbehaglich ❑

Angespannt ❑

Ängstlich ❑

So ängstlich, daß ich Schweißausbrüche bekomme und mich regelrecht krank fühle ❑

Dental Fear Survey

Die „Dental Fear Survey" wurde 1973 von Kleinknecht, Klepac und Alexander in den USA veröffentlicht. Hier sollten Sie bei 20 Fragen jeweils eine Antwort von 1 bis 5 aussuchen. Dies ergibt eine Skala von 20 bis 100. Ein Ergebnis von 60 und darüber bedeutet, daß Sie zu den 10-15 Prozent der Bevölkerung gehören, die eine starke, therapiebedürftige Angst vor Zahnbehandlungen haben. Durchschnittspatienten haben ein Ergebnis von rund 37.

	1	2	3	4	5
Hat Angst vor zahnärztlicher Behandlung Sie schon jemals veranlaßt:	nie	ein- oder zweimal	einige Male	oft, häufig	fast immer
1. Einen Zahnarztbesuch herauszuschieben?	❍	❍	❍	❍	❍
2. Einen Termin abzusagen oder nicht wahrzunehmen?	❍	❍	❍	❍	❍

Bitte stufen Sie Ihre Reaktionen bei der Durchführung einer Zahnbehandlung ein:

	1 nicht im geringsten	2 ein bißchen	3 etwas	4 viel	5 sehr viel
3. Meine Muskeln spannen sich an	❍	❍	❍	❍	❍
4, Meine Atmung wird schneller	❍	❍	❍	❍	❍
5. Ich schwitze	❍	❍	❍	❍	❍
6. Mir ist übel und mein Magen tut weh	❍	❍	❍	❍	❍
7. Mein Herz schlägt schneller	❍	❍	❍	❍	❍

Bitte stufen Sie ein, wieviel Angst oder unangenehme Gefühle jede der folgenden Situationen bei Ihnen auslöst:

	1 gar keine	2 ein biß-chen	3 etwas	4 viel	5 sehr viel
8. Einen Zahnarzttermin verabreden	❍	❍	❍	❍	❍
9. Sich der Zahnarztpraxis nähern	❍	❍	❍	❍	❍
10. Im Wartezimmer sitzen	❍	❍	❍	❍	❍
11. Sich in das Behandlungszimmer setzen	❍	❍	❍	❍	❍
12. Der Geruch der Praxisräume	❍	❍	❍	❍	❍
13. Wahrnehmen, wie der Zahnarzt hereinkommt	❍	❍	❍	❍	❍
14. Die Betäubungsspritze sehen	❍	❍	❍	❍	❍
15. Den Einstich spüren	❍	❍	❍	❍	❍
16. Den Bohrer sehen	❍	❍	❍	❍	❍
17. Den Bohrer hören	❍	❍	❍	❍	❍
18. Die Vibrationen des Bohrers spüren	❍	❍	❍	❍	❍
19. Die Zähne reinigen lassen	❍	❍	❍	❍	❍

	gar keine	ein biß-chen	etwas	viel	sehr viel
20. Zusammengenommen: Wieviel Angst haben Sie vor der zahnärztlichen Behandlung?	❍	❍	❍	❍	❍

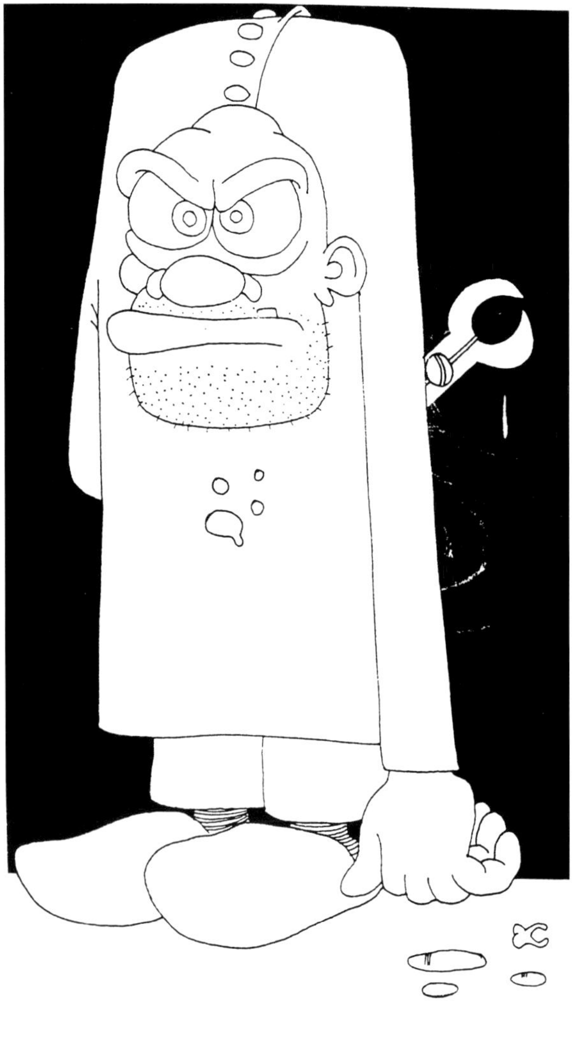

Adressen

Wie findet man denn nun bloß einen Zahnarzt, der etwas von Zahnbehandlungsängsten versteht? Eine Möglichkeit besteht darin, Ihre örtliche Zahnärztekammer anzurufen. Manchmal werden dort Listen über Ärzte mit besonderen Qualifikationen geführt. Fragen Sie ansonsten Menschen in Ihrem Bekanntenkreis, denen Sie vertrauen, danach, zu welchem Zahnarzt sie gehen und welchen Zahnarzt sie empfehlen können.

Drei Einrichtungen arbeiten in Deutschland interdisziplinär nach verhaltenstherapeutischen Ansätzen:

1. Die Adresse der Angstpraxis in Hamburg, in der der Autor arbeitet:

Zahnärztliche Angst-Ambulanz Hamburg
Mats Mehrstedt, Zahnarzt
Horner Landstraße 173
22111 Hamburg
Tel. 040-6517324
Fax. 040-6551060
www.traumzahnarzt.de
oder
www.zahnbehandlungsangst.de

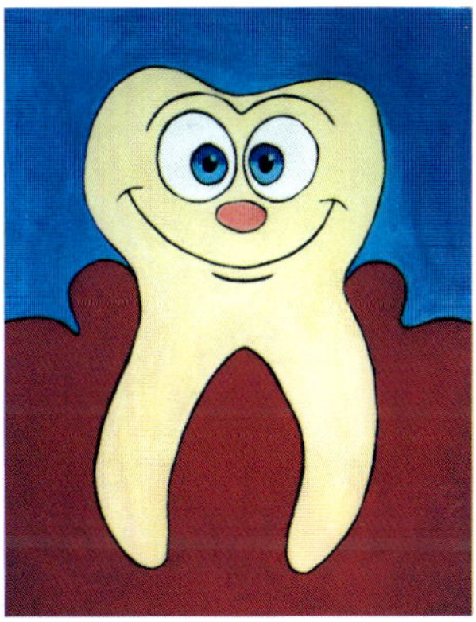

2. Die Adresse in Bochum ist:

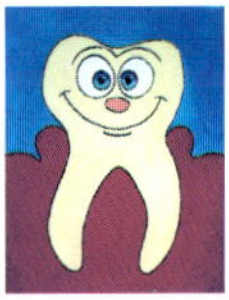

Therapiezentrum für Zahnbehandlungsangst
Dr. Peter Jöhren u. Prof. Dr. Gudrun Sartory
Bergstraße 26, 44791 Bochum
Tel. 0234-5839228
Fax. 0234-5840085
www.zahnbehandlungsangst.com

3. Die Adresse in Berlin ist:

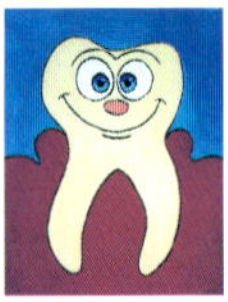

Dr. Alexander Pirk
Turmstraße 33
10551 Berlin-Tiergarten
Tel. 030-3913327
www.gutezaehne.de

Nach tiefenpsychologischen Prinzipien arbeitet:

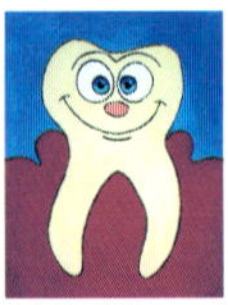

Deutsches Institut für Psychosomatische Zahnmedizin,
Psychologie in der Zahnheilkunde und
Zahnärztliche Psychotherapie
Dr. Peter Macher
Hauptstraße 77, 77855 Achern
Tel. 07841-290855
Fax. 07841-28993
www.oralpsychologie.de

Darüber hinaus gibt es natürlich viele Kolleginnen und Kollegen, die gut mit Angstpatienten umgehen können, ohne schwerpunktmäßig darauf spezialisiert zu sein. Adressen kann man u.U. bei den örtlichen Zahnärztekammern bekommen. Auch die Bundeszahnärztekammer informiert unter der kostenlosen Rufnummer 0800-82 33 283 über Telefonnummern und Sprechzeiten der für Sie zuständigen Beratungsstelle. Die Liste der Patientenberatungsstellen finden Sie auch auf der Internetseite www.BZAEK.de der Bundeszahnärztekammer.

Hilfreiche Literatur

Über Zahnbehandlungsängste

Jöhren, P & Sartory, G Zahnbehandlungsangst und Zahnbehandlungsphobie: Therapie und Diagnostik. Schlütersche, 2002

Jöhren, P, Thom, A & Sartory, G Präoperative Vorbereitung von Patienten mit Zahnbehandlungsphobie. Deutsche Zahnärztliche Zeitschrift 2000; 55; 273-277

Kent, GG & Blinkhorn, AS Psychologie in der Zahnheilkunde. Carl Hanser Verlag, München, 1993

Mehrstedt, M Zahnbehandlung bei ängstlichen Kindern. Quintessenz 1996; 47; 55-66

Mehrstedt, M Zahnbehandlungsängste: Analyse empirischer Forschungsergebnisse aus der Literatur und Untersuchungsergebnisse aus der Praxis. Doktorarbeit, Mainz, 2002

Mehrstedt, M & Schneller, T Zahnärztliche Injektionen: Vier Dimensionen der Angst. Zahnärztliche Mitteilungen 1998; 88; 42–45

Mehrstedt, M & Tönnies, S Vorbeugung und Therapie bei Patienten mit Zahnbehandlungsängsten. Zahnarzt & Praxis International, 2002

Mehrstedt, M, Tönnies, S & Eisentraut, I Zahnbehandlungsängste, Gesundheitszustand und Lebensqualität. Verhaltenstherapie und Verhaltensmedizin, 2002

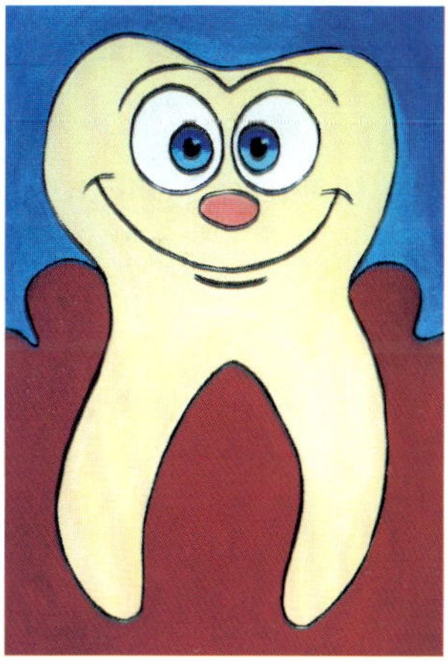

Milgrom, P, Weinstein, P & Getz, T Treating fearful dental patients. University of Washington Continuing Education, Seattle, 1995
Soldan, R Angst vorm Zahnarzt – und wie man sie überwinden kann. Vandenhoeck & Ruprecht, Göttingen, 1999 (Eine Patientin schildert ihre Erfahrungen mit Zahnärzten)
Tönnies, S & Heering-Sick, H Patientenangst im Erleben von Zahnärzten mit unterschiedlichen Persönlichkeitshaltungen. In: Sergl, HG & Müller-Fahlbusch, H (Hrsg.) Angst und Angstabbau in der Zahnmedizin. S. 71-76 Quintessenz, Berlin, 1989
Tönnies, S, Kluth, A & Mehrstedt, M Vergleichende Untersuchungen zum beruflichen Selbst-, Fremd- und Idealbild von Hamburger Zahnärztinnen und Zahnärzten.
Psychomed 2001; 13; 172-178
Tönnies, S, Mehrstedt, M & Eisentraut, I Die Dental Anxiety Scale (DAS) und das Dental Fear Survey (DFS): Zwei Messinstrumente zur Erfassung von Zahnbehandlungsängsten. Zeitschrift für Medizinische Psychologie, 2002

Über Ängste und die Therapie von Ängsten

Kanfer, FH, Reinecker, H & Schmelzer, D Selbstmanagement-Therapie. Springer, Berlin, 1996
Köhler, T Psychische Störungen: Symptomatologie, Erklärungsansätze, Therapie. Kohlhammer Urban, Stuttgart, 1998
Reinecker, H Lehrbuch der Verhaltenstherapie. Dgvt-Verlag, Tübingen, 1999
Sartory, G Angststörungen: Theorien, Befunde, Diagnostik und Behandlung. Wissenschaftliche Buchgesellschaft, Darmstadt, 1997

Über Hypnose

Bongartz, W & Bongartz, B Hypnosetherapie. Hogrefe, Göttingen, 1998

Mehrstedt, M Hypnose und Verhaltenstherapie in der zahnärztlichen Praxis.

Zahnärztliche Praxis 1994; 12; 424-426

Mehrstedt, M Hypnosis and behavioral therapy in the treatment of a 12–year–old boy with dental anxiety and needle phobia. In First Africa Congress in Clinical Hypnosis and Psychosomatic Medicine: Scientific sessions papers. South African Society of Clinical Hypnosis, Sun City, South Africa, 1995

Mehrstedt, M Hypnose und Verhaltenstherapie bei der Behandlung einer Spritzenphobie.

Hypnose und Kognition 1997; 14; 41-46

Mehrstedt, M (Hrsg.) Zahnärztliche Hypnose. Hypnose und Kognition 1999 (Erhältlich bei der Milton Erickson–Gesellschaft, Waisenhausstrasse 55, 80637 München)

Mehrstedt, M & Wikström, P-O Hypnosis in dentistry. Hypnosis International Monographs, München, 1997

Peter, B, Kraiker, C & Revenstorf, D Hypnose und Verhaltenstherapie. Verlag Hans Huber, Stuttgart, 1991

Revenstorf, D & Peter, B (Hrsg.) Hypnose in Psychotherapie, Psychosomatik und Medizin. Springer, Berlin, 2001

Andere Bücher die auch mit „Angst" und „Zahnbehandlungsängsten" zu tun haben

Birbaumer, N & Öhman, A The structure of emotion: psychophysiological, cognitive and clinical aspects. Hogrefe & Huber, Toronto, 1993

Cavalli-Sforza, LL & Cavalli-Sforza, F Verschieden und doch gleich. Knaur, München, 1994

Damasio, AR Descartes´ Irrtum: Fühlen, Denken und das menschliche Gehirn. DTV, München, 1998
Geißler, R (Hrsg.) Soziale Schichtung und Lebenschancen in Deutschland. Enke, Stuttgart, 1994
Helmert, U, Bammann, K, Voges, W & Müller, R (Hrsg.) Müssen Arme früher sterben? Soziale Ungleichheit und Gesundheit in Deutschland. Juventa, Weinheim, 2000
Hurrelmann, K & Laaser, U (Hrsg.) Handbuch Gesundheitswissenschaften. Juventa, Weinheim, 1998
Köhler, T Psychische Störungen: Symptomatologie, Erklärungsansätze, Therapie. Kohlhammer Urban, Stuttgart, 1998
LeDoux, JE Das Netz der Gefühle: Wie Emotionen entstehen. DTV, München, 2001
Micheelis, W, Bauch, J Mundgesundheitszustand und -verhalten in der Bundesrepublik Deutschland. Deutsche Ärzte-Verlag, Köln, 1991
Micheelis, W, Bauch, J Mundgesundheitszustand und -verhalten in Ostdeutschland. Deutsche Ärzte-Verlag, Köln, 1993
Micheelis, W & Reich, E Dritte deutsche Mundgesundheitsstudie (DMS III). Deutscher Ärzte-Verlag, Köln, 1999
Mielck, A (Hrsg.) Krankheit und soziale Ungleichheit. Sozialepidemiologische Forschungen in Deutschland.
Leske & Budrich, Opladen, 1994
Mielck, A Soziale Ungleichheit und Gesundheit. Hans Huber, Bern, 2000
Milgrom, P & Weinstein, P Early childhood caries: A team approach to prevention and treatment.
University of Washington Continuing Dental Education, Seattle, 1999
Nesse, RM & Williams, GC Warum wir krank werden: Die Antworten der Evolutionsmedizin. Verlag C.H. Beck, München, 1997

Petermann, U Entspannungstechniken für Kinder und Jugendliche. Beltz, PsychologieVerlagsUnion, Weinheim, 1996

Statistisches Bundesamt Gesundheitsbericht für Deutschland. Metzler & Poeschel, Stuttgart, 1998

Tönnies, S Mentales Training für die geistig-seelische Fitness. Asanger Verlag, Heidelberg, 2000

Vaitl, D & Petermann, F (Hrsg.) Handbuch der Entspannungsverfahren, Band 1 & 2. Beltz, PVU, Weinheim, 1993

Wilkinson, RG Kranke Gesellschaften: Soziales Gleichgewicht und Gesundheit. Springer, Wien, 2001

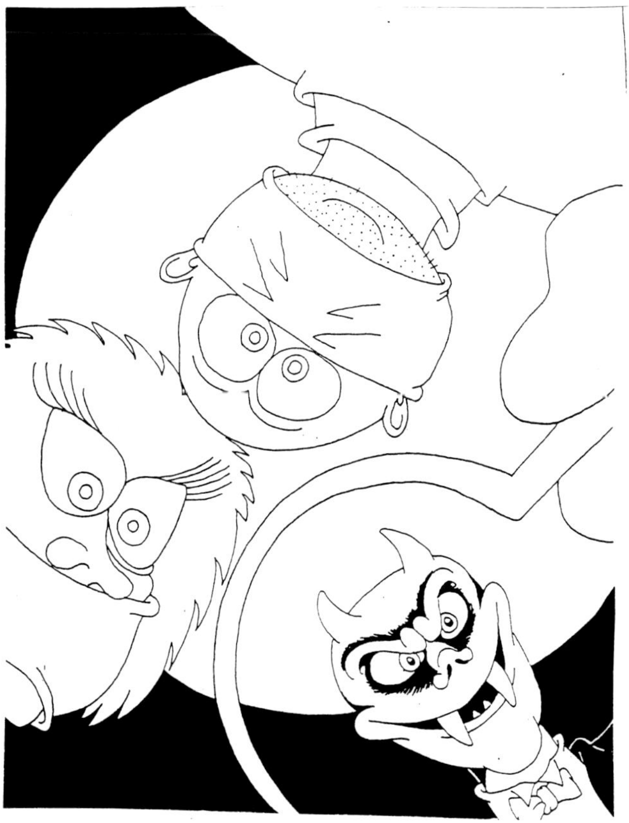

Internet links

Die Internetseite der Hamburger Angst-Ambulanz ist: www.traumzahnarzt.de
oder www.zahnbehandlungsangst.de

Besondere Predigten über Mundhygiene können Sie lesen unter: www.zahnpastor.de

Die Angstklinik von Dr. Peter Jöhren in Bochum finden Sie unter: www.zahnbehandlungsangst.com

Die Angstpraxis von Dr. Peter Macher in Achern (mit Forum und Adressen von weiteren Zahnärzten) finden Sie unter: www.oralpsychologie.de

Die Angstpraxis von Dr. Alexander Pirk in Berlin (mit Forum) finden Sie unter: www.gutezaehne.de

Allgemeine Informationen über Psychologie in der Zahnmedizin finden Sie unter: www.uni-duesseldorf.de/PsyDent

Einige Informationen über Zahnbehandlungsängste finden Sie auch auf der Seite von Dr. Sven Tönnies in Hamburg. Er sucht PsychologiestudentInnen, die ihre Diplomarbeit über Zahnbehandlungsängste schreiben möchten: www.sven-toennies.de

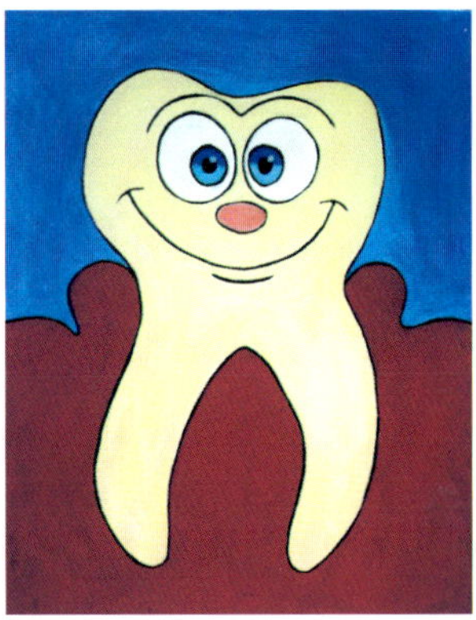